Im Reich der Düfte

D1678172

Wolfgang Stix

Im Reich der Düfte

Ätherische Öle und ihre Wirkung

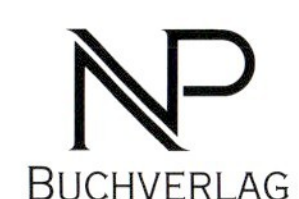

Buchverlag

Bibliografische Information Der Deutschen Bibliothek
Die Deutsche Bibliothek verzeichnet diese Publikation in der
Deutschen Nationalbibliografie; detaillierte bibliografische Daten sind
im Internet über http://dnb.ddb.de abrufbar.

© 2003 by Niederösterreichisches Pressehaus
Druck- und Verlagsgesellschaft mbH
NP BUCHVERLAG
St. Pölten – Wien – Linz

www.np-buch.at
verlag@np-buch.at

Alle Rechte vorbehalten

Titelfoto: © Corbis

Redaktion: Elisabeth Parzer
Grafische Gestaltung: Ulrike Faber, verlagsbüro wien

Gesamtherstellung:
Niederösterreichisches Pressehaus
Druck- und Verlagsgesellschaft mbH
A-3100 St. Pölten, Gutenbergstraße 12

ISBN 3-85326-208-2

Inhalt

Vorwort

Mit diesem Buch möchte ich Ihnen einen Einblick in die faszinierende Welt der Blüten- und Kräuterdüfte geben.
Schon als ich meine Ausbildung zum Drogisten begann, gab es eine Vielzahl von ätherischen Ölen auf dem Markt. Es war für mich ganz normal, mit Rosmarinöl ein Massageöl zu mischen. Auch Pfefferminzöl kam zu dieser Zeit schon in vielen Rezepten vor. Der Duft und die Wirkung gehörten für mich zu den der tollsten Erfahrungen während meiner Ausbildung.
Aus der damals bescheidenen Auswahl von Ölen ist mittlerweile eine große Palette geworden, die man für eine Vielzahl von gesundheitlichen und psychischen Problemen verwenden kann. Es ist auch faszinierend, wie diese hochwertigen Rohstoffe in den verschiedensten Ländern verwendet werden. Für die Bewohner Asiens ist es ganz normal, ihren Tee mit Bergamotteöl zu parfümieren. Dieser kommt dann als Earl Grey zu uns. In Bulgarien wird Rosenöl für eine große Zahl von Produkten eingesetzt. Ob Rosenlikör oder Rosenmarmelade, der Rohstoff Rose begleitet die Bulgaren durch das ganze Leben. Ätherische Öle kommen in den verschiedensten Produkten vor, auch dort, wo wir sie gar nicht vermuten. Räucherstäbchen, Kräutertees, Raumsprays, Kosmetikprodukte und eine sehr große Auswahl von pharmazeutischen Produkten werden mit ätherischen Ölen hergestellt.
Im Laufe der Jahre habe ich durch meine Reisen rund um die Welt die unterschiedlichsten Kulturen und die verschiedensten Wissenschaftler kennen gelernt. Ich dachte oft, ich wüsste schon viel, aber diese Leute haben mich immer wieder eines Besseren belehrt. Die Welt der ätherischen Öle ist so vielfältig, dass man wahrscheinlich auch bis ans Lebensende erst einen kleinen Teil dieser Welt kennen lernen kann.
Jahrelang hegte ich die Gewissheit, dass ätherische Öle aggressiv sein können und niemals unverdünnt verwendet werden sollten. Dann verletzte ich mich auf einer Reise durch Australien während einer Wanderung durch den Regenwald mit dem Taschenmesser am Finger. Was tun mitten im Dschungel? Unser einheimischer Führer (ein Aborigine) hatte selbstverständlich das Penicillin des Urwaldes bei sich – ein Fläschchen Teebaumöl. Ich kannte

dieses Öl zwar, hatte aber nie zuvor daran gedacht, es pur auf eine offene Wunde zu geben. Nach einiger Überzeugungsarbeit durch unseren Führer ließ ich mir die Wunde mit reinem Teebaumöl beträufeln. Ich war total überrascht, dass die Behandlung überhaupt nicht schmerzte. Weder ein Brennen noch ein Kribbeln war zu spüren – nach drei Tagen war die Wunde fast verheilt, und das ganze ohne Rötung oder Infektion. Die heilende und desinfizierende Wirkung des Teebaumöls möchte ich seither nicht mehr missen. Ich habe aber auch gelernt, dass bei Teebaumöl die Qualität sehr wichtig ist. In Australien (dem Ursprungsland des Teebaumes) wird selbstverständlich nur unverfälschtes ätherisches Öl verwendet. In Europa ist es leider gang und gäbe, die Ware zu manipulieren. So ist mir schon Teebaumöl untergekommen, das mit dem wesentlich billigeren Eukalyptusöl gestreckt war. Diese Manipulation ist relativ leicht durch einen stechenden Geruch zu erkennen. Seither achte ich immer darauf, ob auf dem Etikett der Cineol-Gehalt angeführt ist. Dieser sollte auf keinen Fall über 3 Prozent liegen, da reines Teebaumöl höchstens 2,7 Prozent Cineol enthält.
Auch in Frankreich konnte ich die tolle Wirkung ätherischer Öle kennen lernen. Bei einer meiner zahlreichen Einkaufstouren zu Bauern in der Provence erlebte ich, wie sich ein Bauer am Destillierkessel verbrannte. Ohne zu zögern, tropfte er sich Lavendelöl auf die Verbrennung. Die Verletzung war sofort schmerzfrei, und auch die Rötung ging rapide zurück.
Generell ist mir aufgefallen, dass ätherische Öle in den Ländern ihrer Gewinnung viel mehr verwendet werden als bei uns. Auch in Ländern mit nicht so hohem pharmazeutischem Versorgungsgrad wird in der Medizin viel mehr mit diesen hochwertigen Natursubstanzen gearbeitet. Bei uns in Europa, wo jede Kleinigkeit sofort mit Medikamenten bekämpft wird, ist eine Vielzahl von alternativen Heilmethoden in Vergessenheit geraten. Um das Bewusstsein dafür zu wecken und die Möglichkeiten der Anwendung aufzuzeigen, habe ich dieses Buch geschrieben. Der Trend geht zurück zu natürlichen Heilmitteln. Probieren Sie die Rezepte in diesem Buch aus, und Sie werden sehen: Die Natur ist stark. Überzeugen Sie sich selbst – ich wünsche Ihnen viel Freude beim Lesen und Probieren!

Wolfgang Stix

Im Wandel der Zeiten

Im Wandel der Zeiten

Schon 2.000 Jahre vor unserer Zeitrechnung erkannten die Chinesen die heilkräftigen Eigenschaften der ätherischen Öle bestimmter Pflanzen. Sie entdeckten, dass die Öle wie jene Kräuter wirken, aus denen sie gewonnen werden, nur stärker.
Alle uns bekannten Kulturen haben in der Folge ätherische Öle verwendet – als Heilmittel ebenso wie zu kosmetischen Zwecken. Die Methoden waren von Anfang an vielfältig, heute zählen dazu Massagen, aromatische Bäder, heiße oder kalte Kompressen, Cremen, Lotionen, Salben und Duftwässer. Archäologische Funde von Aufzeichnungen (Malereien in Höhlen und auf Keramiken, Keilschriften, Hieroglyphen und Schriften auf Papyrus) geben Aufschluss über die Duftkultur und die kosmetische Kultur unserer Vorfahren. Räucherwerk, duftende Salben und Kosmetika waren stets den Göttern, den gottgleichen Herrschern und Herrscherinnen, der Priesterschaft und dem Hofstaat vorbehalten.
In der Antike wurden Duftstoffe immer zu den gleichen Zwecken eingesetzt: um die Götter gnädig zu stimmen, sich zu reinigen, zu verwöhnen, zu verschönern, zu berauschen, um zu erotisieren oder zu heilen.
Wo Duftstoffe verwendet wurden, trieb man auch regen Handel damit. Weihrauch und Myrrhe kamen aus dem südarabischen Raum: Belakis, die Königin von Saba, die das heutige Territorium des Jemen um 1000 v. Chr. regierte, besaß das Produktions- und Handelsmonopol für diese begehrten Aromatika. Sandelholz wurde von Ostindien in die gesamte antike Welt geliefert, Kreta war der Lieferant für bestes Olivenöl, Zedernholz kam aus Kilikien (heute Südost-Türkei), Kampfer aus China, um nur einige zu nennen.
Während das alte Wissen um die Duftstoffe in östlichen und arabischen Kulturkreisen niemals verloren ging, verfiel es in Europa mit dem Niedergang des Römischen Reiches. Der kleinen Gesellschaftsschicht, die die finanziellen Mittel aufbringen konnte, sich mit kostbaren Pflanzenessenzen zu versorgen, fehlte das nötige Wissen zur Anwendung. So wurden die Pflanzenessenzen nur als

Parfum verwendet. Mit Fettbasis verarbeitet, mit Alkohol vermischt, entfalteten sie ihre Eigenschaften, ohne dass sich jemand für die weiteren Einsatzmöglichkeiten interessierte. Die Heilkunde beschränkte sich auf ziemlich rigorose Methoden wie Schröpfen, Blutegelsetzen und Ausbrennen von Wunden.
Erst im 11. Jahrhundert brachten arabische Gelehrte und Alchemisten ihre Kenntnisse über die Herstellung und Verwendung von Essenzen wieder nach Europa. Im Mittelalter stimmte vor allem die heilige Klosterfrau Hildegard von Bingen ihr Loblied auf verschiedenste Kräuteressenzen an. Später schützte man sich durch Verbrennen von Wacholder vor der Pest.
Erst in der Renaissance wurde die Antike neu entdeckt. Die Alchemie, die Suche nach dem Stein der Weisen, wurde wegen ständiger Misserfolge aufgegeben, nicht ohne ihre Nebenprodukte wie etwa das Porzellan zu nutzen. Mit der neuen Wertschätzung des Körpers, seiner Ästhetik und Gesundheit rückte das Interesse für neue Heilmittel in den Mittelpunkt. Auch der beginnende weltweite Handel trug dazu bei, dass man offener wurde für Methoden und Mittel fremder Kulturen. Auf einmal war es möglich, Stoffe, Gewürze und Kostbarkeiten aus dem fernen Osten oder aus den neu entdeckten Ländern der Neuen Welt nach Europa zu bringen. Die neue Weltoffenheit brachte es auch mit sich, dass man mit Pflanzen und Erfahrungswerten von fremden Kulturen experimentierte. Der Weg wurde frei für die „Seele der Pflanzen".
Der Aufschwung der Medizin im 19. Jahrhundert, in dem Naturwissenschaftler bereits gezielt nach Wirk- und Heilstoffen suchten, brachte es mit sich, dass sich Verarbeitung und Einsatz von Pflanzen verstärkten. Dass dabei auch Zufallsentdeckungen eine große Rolle spielten, ist unbestritten. In den Lazaretten des Ersten Weltkriegs verbreitete sich der Gebrauch des Lavendelöls und mit ihm das Verständnis für die starken, segensreichen Wirkungen von Pflanzenessenzen in der Bevölkerung.
Heute nennt man die Wissenschaft und die Kunst, mit pflanzlichen Essenzen Krankheiten zu behandeln, Aromatherapie. Diese Therapie ist eine Ganzheitstherapie, denn sie spricht nicht nur den Körper, sondern auch Geist und Seele des Patienten an. Es waren die Chinesen, die vor Jahrtausenden die heilkräftigen Eigenschaften ätherischer Öle bestimmter Pflanzen erkannten, aber es war ein Franzose, der das Wort „Aromatherapie" erfand.

Maurice Gattefossé, ein Parfumeur, beschäftigte sich in den zwanziger Jahren des vorigen Jahrhunderts im familieneigenen Unternehmen mit den medizinischen Wirkungen ätherischer Öle. Er stellte fest, dass viele Essenzen bessere antiseptische Wirkung zeigten als die in Gebrauch stehenden chemischen Substanzen. Bei einer Explosion in seinem Laboratorium erlitt er schwere Verbrennungen an einer Hand. Er steckte sie sofort in einen Behälter mit reinem Lavendelöl. Die Wunde heilte rasch, entzündete sich nicht und hinterließ keine Narben. Auf Grund dieses Vorfalls beschäftigte er sich mit dem Einsatz ätherischer Öle gegen Hauterkrankungen. Er führte dafür den Begriff „Aromatherapie" ein und veröffentlichte 1928 ein Buch zu diesem Thema. Im Zweiten Weltkrieg behandelte der französische Militärchirurg Jean Valnet Kriegsverletzungen und schwere Verbrennungen mit ätherischen Ölen. Dennoch musste die Aromatherapie seit den vierziger Jahren des vorigen Jahrhunderts immer mehr den künstlich hergestellten Medikamenten weichen. Die Entdeckung des Penicillins, von dem die Mehrheit der Bevölkerung gar nicht wusste, dass es sich dabei um einen Schimmelpilz handelt, brachte die Leute dazu, blind an kleine, weiße Pillen zu glauben.
Erst als die sechziger Jahre mit ihrer starken Hippie-Bewegung die jungen Leute zu bewusstseinserweiternden Drogen greifen ließ, wurde wieder mit Pflanzen und deren Wirkstoffen experimentiert. Die Vernünftigen ließen es bei Patchouli und Ylang-Ylang bewenden.
Auch diese Generation kam in ein Alter, in dem nicht nur mehr „Make Peace, not War" wichtig war, und suchte sich einen Platz in unserer Gesellschaft, die nun einmal auf Familie und Beruf aufgebaut ist. Die Liebe zu starken Düften, das Wissen, wie stark der Mensch über den Geruchssinn stimuliert werden kann, blieb. In den Wohnungen fand die Duftlampe ihren festen Platz. Das vorsichtige Misstrauen gegenüber dem Establishment mit seinen „Ruckzuck-Verfahren" bei Schwachstellen und der sensible Umgang mit dem eigenen Körper und der eigenen Sinnlichkeit schuf einen Trend, in dem ätherische Öle auch in Bereichen zum Einsatz kamen, die früher nicht einmal angedacht wurden.
Der Teebaumöl-Boom hatte seinen Ursprung darin, dass die Leute keine Desinfektionsmittel mehr wollten, eine Fieberblase nicht mehr mit Medi-

kamenten behandeln wollten und eine starke Eigenverantwortlichkeit dem eigenen Körper gegenüber entwickelten.
Das Experimentieren mit natürlichen Wirkstoffen brachte eine Flut von Literatur über ätherische Öle. Wie bei jedem Trend schoss man dabei manchmal über das Ziel hinaus. Einen schmerzenden Zahn kann man mit den Wirkstoffen der Gewürznelke lindern, aber ein Zahnarztbesuch ist trotzdem unumgänglich. Die von manchen behauptete Allheilwirkung der ätherischen Öle wurde diskutiert und natürlich verworfen. Aber da hatten sie schon ihren festen Platz in den Haushalten erobert. Mittlerweile ist es selbstverständlich, zweimal im Jahr zum Zahnarzt zu gehen, aber zur Gesunderhaltung des Zahnfleisches wird eine Mundspülung mit Salbei angewendet. Das Miteinander wurde wieder entdeckt. Das eine darf das andere nicht ausschließen.
Heute ist die Wiederentdeckung unseres Wissens über die Verwendung von Heilpflanzen voll im Gang. Zunehmend misstrauen die Menschen den synthetisch hergestellten Arzneimitteln, vor allem wegen ihrer möglichen schädlichen Nebenwirkungen. Immer mehr Menschen empfinden wachsendes Unbehagen angesichts der rasend fortschreitenden Entwicklung von Chemie und Technik. Ätherische Öle als Bestandteil der Natur- und Heilkräuterkunde gewinnen wieder an Bedeutung. Im Gegensatz zu synthetischen Arzneimitteln, die nur spezifische Symptome bekämpfen, wirken ätherische Öle harmonisierend und helfen dem Organismus, aus einem unausgeglichenen Zustand wieder ins Gleichgewicht zurückzufinden.
Der Begriff „Wellness“, der sich in den letzten Jahre etabliert hat, stellt Harmonie und Gleichgewicht in den Mittelpunkt. Wellness bedeutet „Sich-Wohlfühlen“. Und dazu sind Gesundheitsvorsorge, sorgsames Umgehen mit allen Sinnen, Ausgleichen von Stress und langsames Anheben der Belastungsfähigkeit unbedingt notwendig. Was eignet sich dazu besser als der Einsatz von ätherischen Ölen mit all ihren Wirkungsbereichen?
Da Wellness mittlerweile ein bedeutender Wirtschaftsfaktor geworden ist, wird auch kräftig in Forschung investiert. Dass bestimmte Öle starke Eigenschaften haben, war schon immer bekannt. Inzwischen sind diese Erkenntnisse wissenschaftlich untermauert. Ob die Untersuchungen im Auftrag von

Pharmakonzernen erfolgen, die sich mittlerweile auf die Schatzkammer der Pflanzenwelt rückbesinnen, oder im Auftrag von Kosmetikkonzernen, ist ohne Bedeutung. Wichtig sind die Ergebnisse.
Dass die neuen Trendöle Rose und Lavendel sind, erstaunt bei näherer Betrachtung nicht. Die fantastischen Eigenschaften und Wirkstoffe dieser beiden Essenzen verdienen es, sie genauer zu beschreiben. Wir haben ihnen deshalb eigene Kapitel gewidmet.

Anbau und Gewinnung

Anbau und Gewinnung

Pflanzen, aus denen ätherische Öle gewonnen werden, benötigen viel Licht und Wärme. Daher gedeihen sie besonders gut in wärmeren Klimazonen, wie etwa in der Provence (Frankreich), in Bulgarien, Marokko, auf Sri Lanka oder in China. Auch der Boden und der Grad der Umweltbelastung sowie die Art und Weise von Ernte, Lagerung und Verarbeitung, die ganz bestimmten Richtlinien zu folgen haben, spielen für die Qualität eines ätherischen Öls eine wichtige Rolle. Hinzu kommt: Solange die ätherischen Öle in der Pflanze sind, verändern sie ständig ihre Zusammensetzung.
Konzentration und chemische Zusammensetzung einer pflanzlichen Essenz hängen stark von der Jahreszeit, aber auch von der Tageszeit ab, zu der die Pflanze geerntet wird. Eine Rose entfaltet ihre höchste Duftkonzentration am Morgen bis 10 Uhr, Jasmin hingegen bei Sonnenuntergang, und Ylang-Ylang liefert am meisten Öl in den Sommermonaten Mai und Juni. Daher sollten die Pflanzen, aus denen ätherische Öle gewonnen werden, zu einer bestimmten Jahreszeit, bei ganz bestimmtem Wetter und idealerweise auch zu einer bestimmten Stunde gepflückt werden. Alle diese Faktoren bestimmen die Qualität eines Öles sehr wesentlich.

Kaltpressung

Bei Zitrusfrüchten befindet sich das ätherische Öl in den kleinen Poren der Schale. Zur Gewinnung der Aromen werden die Fruchtschalen kaltgepresst, zentrifugiert und anschließend gefiltert. Es findet also keine Wärmebehandlung statt. Auf diese Weise erhält man die Essenzen von Zitrone, Orange, Blutorange, Bitterorange, Mandarine, Bergamotte und Grapefruit. Das ätherische Öl dieser Früchte ist durch diese einfache Gewinnung besonders naturtreu und außerdem durch das große Angebot relativ preiswert. Allerdings haben die meisten Zitrusöle eine vergleichsweise kurze Haltbarkeit. Vorsicht ist bei der Anwendung auf der Haut geboten: In hohen Dosierungen können Essenzen aus Zitrusfrüchten phototoxische Eigenschaften entwickeln.

Enfleurage

Die älteste aller Gewinnungsmethoden von pflanzlichen Essenzen ist die Enfleurage. Dazu werden die Blüten auf eine Glasplatte gelegt, die beidseitig mit leicht erwärmtem Fett aus Speck oder Talg beschichtet ist. Die Glasplatten ruhen in Holzrahmen, die übereinander gestapelt werden. Auf diese Weise lagern die Blüten immer zwischen zwei Fettschichten. Das Fett nimmt die ätherischen Öle auf, und nach einer gewissen Zeit wird eine weitere Schicht Blütenblätter aufgetragen. Dieser Vorgang wird so oft wiederholt, bis das Fett mit ätherischen Ölen gesättigt ist. Durch Spülungen mit Alkohol erhält man aus der so genannten Pomade, die als Abfallprodukt, häufig als Parfum oder Salbe verwendet wird, die Enfleurage absolue, eine reine Pflanzenessenz. Heutzutage wird dieses sehr arbeitsintensive Verfahren nur noch im französischen Grasse eingesetzt, wo kostbare Öle aus Jasmin-, Rosen- oder Orangenblüten gewonnen werden.

Mazeration

Ähnlich wie die Enfleurage verläuft die ebenfalls nur noch selten genutzte Mazeration. Im ersten Arbeitsschritt werden die Blätter und Blüten zerstampft. Anschließend legt man sie in warmes Öl oder Fett, die das ätherische Öl aufnehmen. Die Blätter und Blüten werden dann vorsichtig herausgefiltert. Die übrig bleibende Substanz erwärmt man und legt wieder Blätter und Blüten hinein. Dieses Verfahren wird wiederholt, bis das Trägerfett gesättigt ist. Handelt es sich um ein Trägeröl, kann man die gewonnene Substanz gleich weiterverwenden. Hat man bei der Herstellung hingegen ein anderes Fett verwendet, fährt man fort wie bei der Enfleurage.

Extraktion

Dieser Prozess ist recht kompliziert und verlangt hohen technischen Aufwand. Die Blüten werden zunächst mit einem Lösungsmittel bedeckt, das das ätherische Öl aus der Pflanze zieht. Das Lösungsmittel wird anschließend verdampft, das ätherische Öl und Pflanzenwachse bleiben zurück. Danach wird die Masse mit erwärmtem Alkohol gewaschen. So wird das Absolue gewonnen, die konzentrierteste Form eines natürlichen Parfums. Die hoch konzentrierten Öle aus diesem Verfahren eignen sich besonders für die Herstellung von Kosmetika. Zu therapeutischen Zwecken sind sie dagegen weniger empfehlenswert, da Rückstände des Lösungsmittels in ihnen enthalten sein können.

Destillation

Diese Methode ist die älteste und zugleich gebräuchlichste zur Gewinnung von ätherischen Ölen. Hierzu werden nur Pflanzen verwendet, deren ätherisches Öl durch die Einwirkung von Hitze nicht beschädigt werden und die, wie die meisten, nicht wasserlöslich sind. Bei dieser Methode wird Wasserdampf unter hohem Druck durch ein mit Blüten und Pflanzenteilen gefülltes Röhrensystem in einen Destillierkessel geleitet. Durch ein Kühlrohr strömt der Dampf, der die Ölteilchen aufgenommen hat, in einen weiteren Behälter, wo sich das ätherische Öl auf dem kondensierten Wasser absetzt. Dieses hat das Aroma des destillierten Öles ebenfalls angenommen: Wir kennen dieses Nebenprodukt als Rosen- oder Lavendelwasser.

Die Rose

Die Rose

Wie keine andere Blume ist die Rose „polyglott". Ob in Asien oder in den USA, in Skandinavien oder in Neuseeland, überall ist die Rose ein Bestandteil des täglichen Lebens.
Feste und Zeremonien sind undenkbar ohne die Königin der Blumen. Und das nicht erst seit der modernen Zeit mit ihren schnellen Informations- und Handelswegen.
Die Rose, auch in ihrer Urform als dorniger Strauch mit ungefüllten, fünfblättrigen Blüten, rosa oder dunkelrot, hat den Menschen nicht nur wegen ihrer Schönheit immer beeindruckt. Vielleicht war es die Kombination von Wehrhaftigkeit des Dornenstrauches, Zartheit und süßem, vollem Duft, vielleicht waren es die schon seit langem bekannten medizinischen und kosmetischen Indikationen, die die Menschen dazu gebracht haben, sich näher mit dieser Pflanze zu beschäftigen.
In der hoch entwickelten Zivilisation von Ur, einer der Frühkulturen am Euphrat, wurde schriftlich festgehalten, dass die Königin Sargon (2648–2630 v. Chr.) unter den Beutestücken eines Feldzuges auch Rosen für die königlichen Gärten heimbrachte. Im Palast von Knossos wurden bei Ausgrabungen 4.000 Jahre alte Abbildungen von verschiedenen Blumen und Pflanzen gefunden, darunter auch die Rose. Sappho, die griechische Dichterin, die wie keine andere Frau der Antike die Kunstform der Lyrik geprägt hat, ernannte die Rose zur „Königin der Blumen".
Wenn eine Pflanze schon in der Antike so bekannt und beliebt war, wundert es nicht, dass schon damals unzählige Legenden und Mythen entstanden. Bereits in den homerischen Epen kommt sie vor. Erwähnungen in der Odyssee und den Göttermythen zeigen ihre Bedeutung und auch die des Rosenöls und des Rosenwassers. Der weiße Schaum, aus dem Aphrodite geboren wurde, verwandelte sich in weiße Rosen. Als ihr eifersüchtiger Ehemann ihren Geliebten tötete, eilte Aphrodite zu ihm und trat dabei in die Dornen der bis dahin weißen Rosen. Ihr Blut färbte sie rot. So erhielten die beiden Farben

der Rose ihre Bedeutung: Rote Rosen stehen für Leidenschaft und Begehren, weiße Rosen für Reinheit. In der „Ilias" von Homer wird der Leichnam des Helden Hektor mit Rosenöl gesalbt. Das Schild des Achilles war nach alter Sitte mit Rosen dekoriert, Europa, die von Zeus in Gestalt eines weißen Stiers entführt wurde und unserem Kontinent den Namen gab, trug einen Strauß Rosen mit sich.

Immer schon war die Zuordnung der Rose eindeutig weiblich. Isis, der Muttergestalt der ägyptischen Mythologie, war die Rose geweiht. Die Römer, die beim Aufbau ihres Riesenreiches immer die Religion der eingenommen Gebiete respektierten und deren Hauptgötter auch in Rom verehrten, brachten den Rosenkult der Ägypter und Griechen nach Mitteleuropa. Natürlich „schafften" es die Römer, die Verwendung der Rose zu übertreiben.

Bankette, bei denen die Gäste in Rosenblättern wandelten, Rosenblätter, die in goldenen Netzen über den Klinen schwebten, Rosenessenzen, die so stark dufteten, dass Plinius, ein römischer „Journalist", feststellte: „Der teuer erstandene Nasenschmaus ist nicht nur von temporärer Wirkung, er kommt auch anderen viel mehr zugute als dem, der ihn bezahlt hat." Nicht nur wurden Rosenblüten zur Parfumherstellung und als Dekoration verwendet, Rosenöl wurde darüber hinaus zu kosmetischen und medizinischen Zwecken eingesetzt. So verwendete Nero reines Rosenöl, um seiner Kopfschmerzen Herr zu werden.

Die im Luxusleben verankerte Rose war der neuen Religion, dem Christentum, nicht ganz geheuer. Nach dem Niedergang des Römischen Weltreiches wurde die Rose als „heidnische Blume" mit Verachtung gestraft. Aber in der Bevölkerung war die Vorliebe für die Rose nicht auszumerzen, daher wurde sie in die neue Religion integriert. Davon zeugen verschiedene Heiligenlegenden, z. B. trug die heilige Elisabeth anstelle von Nahrungsmitteln für die Not leidende Bevölkerung auf einmal weiße Rosen im Korb. Das Beten von „Rosenkränzen" wurde zu einer der wichtigsten Andachtsformen. Sobald die Rose ihren alten Stellenwert wiedererlangt hatte, tauchte sie auch in den Klostergärten auf. Damit war der Weg frei, um sich wissenschaftlich mit ihr zu beschäftigen. Die europäische Medizin begann mit der Forschung der Mönche, die das Gesundheitswesen und die Medizin unter sich hatten.

Um 1800 begannen sich auch die Pflanzenzüchter der Rose anzunehmen, aus dieser Zeit datiert die Trennung von „alten“ und „neuen“ Rosen. Wobei die Kreuzungen mehr auf das Aussehen und den Wuchs als auf die therapeutischen Inhaltstoffe oder den typischen Rosenduft gerichtet waren. Heute ist eine Renaissance der duftenden, stark gefüllten Rose festzustellen, die oft nur einmal im Sommer blüht. Die elegante, aber duftlose Rose mit der schlanken Knospe und den starken Farben hat ihre Bedeutung nur mehr als Schnittblume. Nach wie vor gilt: „Man schenkt sich Rosen nicht allein, man gibt sich selber auch mit drein“ (Operette „Der Vogelhändler“). Das wird auch so bleiben, aber wer der Rose gerecht werden will, darf sich nicht nur mit dem wunderbaren Aussehen dieser Pflanze beschäftigen.

Botanischer Ursprung

Die Familie der Rosengewächse (botanisch rosaceae) umfasst mehr als 3.000 Arten. Dazu gehören sogar Obstsorten, z. B. Äpfel und Birnen. Die Gattung Rose allein weist über 100 Wildsorten auf, mit den Züchtungen zusammen kommt man auf die unfassbare Zahl von ca. 10.000. Das zeigt die Faszination dieser Pflanze.
Es wird angenommen, dass sich die Rose unabhängig aus verschiedenen Wildformen in Zentralasien und Westeuropa entwickelte. Schon früh gab es verschiedene Unterarten, die durch natürliche Kreuzung und relativ rasch durch Eingreifen des Menschen entstanden. So kommen z. B. im Kaukasus einige gefüllt blühende Wildrosen vor. In der Antike ist schon ein schwunghafter Handel mit dem „Kulturgut Rose“ belegt.
Ebenfalls schon früh wurde die Unterteilung der Rosen in vier Hauptsorten getroffen:

Rosa canina

Dabei handelt sich um die reine Wildrose, mit ihren zarten fünf Blütenblättern und zartem Duft. Sie kommt heute noch als dorniges Untergehölz vor und gilt als Urform der Rose. Der lateinische Name ist eine Übersetzung aus dem Griechischen und wurde bereits von Plinius als Sammelbegriff für verschiedene Wildrosen verwendet.
Die Blütenblätter der Rosa canina enthalten etwas weniger als ein Prozent eines ätherischen Öles, das als charakterbestimmende Komponenten die acyclischen Monoterpenalkohole Geraniol (bis zu 75 Prozent), Citronell (20 Prozent) und Nerol aufweist. Eine große Anzahl von Spurenverbindungen – wie z. B. ß-Damasceonon – vertieft das Aroma. Bestimmend für den typischen Rosengeruch ist das 2-Phenylethanol.

Rosa gallicia

Dabei handelt es sich bereits um eine Züchtung, die wahrscheinlich aus dem persischen Raum stammt. Diese Rose verströmt einen intensiven Duft, zeichnet sich durch hohe Widerstandskraft aus und hat fünf rötliche Blütenblätter. Die Rosa gallicia wurde sehr stark in der Rosenzucht eingekreuzt, die Unterart Rosa gallicia var officinalis wurde bereits im Mittelalter von den Mönchen für Heilzwecke gezogen.

Rosa damascena

Bei dieser Rose handelt es sich um eine enge Verwandte der Rosa officinalis. Sie stammt aus dem syrischen Gebiet und fand ihre Verbreitung durch die Kreuzritter. Die bereits gefüllte zart rosa Blüte wird zur Ölgewinnung genutzt. Noch heute wird diese Rose in großen Gebieten, z. B. in Bulgarien, kultiviert. Wegen ihrer Widerstandskraft braucht sie relativ wenig Pflege, um naturreines Rosenöl und Rosenwasser in höchster Qualität zu liefern.

Rosa centifolia

Diese Rose wird auch Provencerose genannt, vielen ist sie als „Bauernrose" oder „englische Rose" ein Begriff. Die Centifolia ist eine holländische Züchtung, bei der die Zuchtziele eine möglichst stark gefüllte Blüte und intensiver Duft waren. Die rosafarbenen Blüten zeigen sich zuerst in einer ziemlich runden Knospenform, die nach dem Öffnen einen sehr süßen, intensiven Duft verströmt. Der Name Provencerose kommt daher, dass diese Rose in der Provence wie auch in den afrikanischen Mittelmeerländern zur Parfumherstellung angebaut wird. Der delikate Duft wird hauptsächlich als Absolue verarbeitet.

Bei allen Rosen, die heute gezüchtet werden, handelt es sich um Kreuzungen und Weiterentwicklungen dieser Grundformen.

Gewinnung von Rosenöl

Zur kosmetischen Nutzung wird aus der Rose Rosenöl und Rosenwasser sowie das Rose absolue gewonnen. Auch die pulverisierten Blütenblätter wurden als Färbemittel für Lippenfarbe und Rouge eingesetzt.
Rosenöl kann durch Wasserdampfdestillation oder Extraktion gewonnen werden. Für den kosmetischen Bereich ist die Wasserdampfdestillation wichtig, weil dabei weder Lösungsmittelrückstände noch Unreinheiten auftreten.
Schon die ägyptischen Hochkulturen mit ihrer hoch entwickelten Parfum-Kunst haben Fett- oder Ölauszüge von Rosen hergestellt. Dabei wurden frisch geerntete Blütenblätter mit geruchsarmen Ölen und Fetten bedeckt, bis diese die Duftstoffe der Blüten aufgenommen hatten. Danach wurden die Fette leicht geschmolzen, die Pflanzenrückstände entfernt und die Fette geformt. Die Duftkegel, welche die Ägypter auf ihren Perücken befestigt hatten, waren auf diese Weise hergestellt. Beim Schmelzen des Fettes wurden die Duftstoffe freigesetzt und entfalteten sich.
In Indien wurden Duftauszüge schon früh mit einfachen Destillationsgeräten hergestellt, in einer Grabanlage in Pakistan wurde sogar ein Tongefäß (ca. 3000 v. Ch.) gefunden, das zur Destillation gedient hatte. Die heute noch angewandte Prozedur der Wasserdampfdestillation wurde erstmals von dem persischen Arzt und Philosophen Abu Ali Ibn Sina (980–1037) beschrieben. Ibn Sina wurde im europäischen Raum Avicenna genannt, sein Hauptwerk, „Die Genesung der Seele“, wurde in der abendländischen Medizin bekannt, wenngleich sein differenziertes Wissen leider keinen Eingang in unsere Medizin fand.
Früh morgens, bevor die Sonne hoch steht, werden die Blüten der Rosen händisch geerntet. Vor Mittag noch werden die Blütenblätter in der Destillerie verarbeitet, da eine Lagerung einen großen Qualitäts- und Quantitätsverlust bedeuten würde.
Die Blüten werden in den Pflanzenkessel gefüllt. Der Dampf des erhitzten Wassers durchströmt die Blütenblätter und löst die Inhaltsstoffe. Danach wird der Dampf abgekühlt. Dabei sinkt das Wasser, und das gelöste Öl schwimmt auf der Oberfläche. Dieses Öl wird abgeschöpft und gleich abgefüllt.

Der ausgekühlte Wasserdampf hat sich beim Destillationsvorgang in Rosenwasser verwandelt, auch Rosenhydrolat genannt. Es hat die wasserlöslichen Inhaltstoffe der Rose aufgenommen und duftet intensiv nach Rosen. Das Rosenöl riecht, da es so hoch konzentriert ist, nicht nur blumig, es hat neben dem süßen Blütenduft noch eine leicht holzige, erdige Duftkomponente. Reines Rosenöl ist klar, gelblich bis leicht grünlich und kristallisiert bereits bei einer Temperatur von 15 °C. Rosenöl und das bei der Produktion entstehende Rosenwasser entsprechen sich nicht ganz im Geruch, da sich das für den lieblichen Duft verantwortliche 2-Phenylethanol stärker im Wasser löst und daher duftbestimmend für das Rosenwasser ist.
Reines Rosenöl ist extrem teuer: Für die Herstellung eines Liters werden immerhin ungefähr 4.000 kg Rosenblätter benötigt. Somit wird klar, warum Rosenöl schon immer gefälscht oder gepanscht wurde.
Auch ein chemischer Nachbau, der ein so genanntes „naturidentes" Rosenöl produziert, ist weit verbreitet. Aber „naturident" bedeutet nur, nach Aussehen und Geruch ident mit dem natürlichen Original. Die Inhaltstoffe können jedoch nicht nachgemacht werden. Das schließt die Verwendung von „naturidenten" Ölen in der Kosmetik und im medizinischen Bereich aus, da hierbei nicht nur der Duft, sondern auch die Inhaltsstoffe wichtig sind.
Reines Rosenöl enthält mehr als 400 verschiedene chemische Inhaltstoffe, die noch immer nicht alle im Einzelnen bestimmt sind. Die Hauptkomponenten sind Citronellol, Nerol, Linalool, Phenylethylalkohol, Mythyleugenol, Farnesol, Rosenoxide (verantwortlich für den Duft) und Stearoptene. Diese Inhaltstoffe sind bereits auf ihre medizinische Wirkung hin untersucht, moderne Erkenntnisse bestätigen die therapeutische Wirkung.
Rosenabsolue, das man hauptsächlich in der Parfumherstellung benötigt, wird nicht durch Destillation, sondern durch Extraktion gewonnen. Bei diesem Verfahren werden die Duftstoffe der Pflanze mit Hilfsstoffen gelöst. Häufig werden Hexan oder Methanol eingesetzt. Die Chemikalien werden dann durch den Einsatz von Alkohol wieder gelöst und dieser anschließend durch Destillation entfernt. Übrig bleibt ein braun-rotes, sirupartiges Rosenabsolue von höchster Konzentration. Die Verwendung des Absolues wird für die äußerliche Anwendung empfohlen und ist die ideale Grundlage für viele Parfums.

Verwendung der Rose

Die Rose ist seit Menschengedenken ein Symbol für drei wichtige Eigenschaften:

Schönheit
Eine Rosenblüte, egal ob die fünfblättrige Urform oder die üppige Blüte der Centifolia und ihrer vielen Arten, gehört zu den Dingen, die uns Menschen anrühren. Die zarte, durchschimmernde Struktur des einzelnen Blattes, die Ästhetik der Knospe und der voll erblühten Blume wurden seit jeher als Synonym für Schönheit und auch Geheimnis des Werdenden benutzt.

Duft
Der zarte, süße Rosenduft ist unvergleichlich. Die Harmonie der Duftstoffe spricht den Menschen in seiner Ganzheit an und wird daher seit Menschengedenken für therapeutische Zwecke in der ganzheitlichen medizinischen Behandlung und Vorbeugung verwendet. Außerdem haben wir Menschen es schon immer geliebt, uns mit „fremden Federn“, in diesem Fall mit fremdem Duft zu schmücken.

Wehrhaftigkeit
Wenn eine so schöne Pflanze einerseits so sanft und berührend ist, andererseits aber so starke Dornen und Stiele entwickelt, regt dies die Fantasie der Philosophen an.

Bei einer ganzheitlichen Betrachtungsweise offenbart sich, dass diese Pflanze den Namen „Königin der Blumen“ wahrhaftig verdient. Sie vereint Stärke mit Sanftheit, Wehrhaftigkeit und Offenheit, Süße und Unnahbarkeit. So wie die Pflanze diese unterschiedlichen Eigenschaften in ihrem Aussehen zeigt, so speichert sie sie auch in ihren Auszügen. Seit jeher wird die Rose für verschiedene Bereiche verwendet:

- um Freude zu bereiten
- um Schönheit zu unterstreichen und zu geben
- um Gesundheit zu erhalten und zu erlangen

Kleines Einmaleins des Rosenschenkens

- Schenken Sie Rosen, um Freude zu bereiten!
- Eine rote Rose bedeutet: Ich liebe dich!
- Gelbe Rosen heißt: Ich mag Sie sehr.
- Ein Strauß roter Rosen in ungerader Anzahl das Gleiche, allerdings mit mehr Nachdruck.
- Moosröschen: Verstecken Sie sich nicht.
- Rosa Rosen: Vielleicht werden es einmal rote Rosen.
- Weiße Rosen: Generell sind sie ein Symbol für Unschuld. Aber Vorsicht, bitte nur auf ausdrücklichen Wunsch schenken, vielen gelten sie als Totenblumen.

Aber warum nur herschenken? Kaufen Sie sich doch selbst einen Strauß Rosen, Sie werden sehen, Rosen fragen nicht danach, wer sie bezahlt oder gepflückt hat, sie bringen einfach ein positives Gefühl in ihre Umgebung. Oder setzen Sie Rosen in Ihren Garten oder auch in Töpfe auf Ihrem Balkon. Den zauberhaften Rosenduft kann man auch bei der Wäschepflege nutzen. Verwenden Sie doch einfach Rosenwasser im Dampfbügeleisen (kann natürlich mit destilliertem Wasser gestreckt werden, am besten im Verhältnis eins zu drei). Auch in der Küche ist Rosenwasser einsetzbar. In der indischen, der persischen sowie in der türkischen Küche hat die Verwendung von Rosenwasser eine lange Tradition. Aus der Marzipanherstellung ist Rosenwasser ohnehin nicht wegzudenken.

Die Rose in der Kosmetik

Die Pflegekosmetik wird zur Unterstützung und Regeneration unseres größten Organs eingesetzt: der Haut. Mit einer durchschnittlichen Größe von 1,8 Quadratmetern und einem Gewicht von 5 bis 10 kg ist die Haut nicht nur unser größtes, sondern auch das vielseitigste Organ. Sie schützt uns gegen die Wirkung physikalischer Kräfte wie Wärme, Kälte, Sonnenstrahlen und Druck, gegen chemische Stoffe und Krankheitserreger. Sie schützt die darunter liegenden Organe und dient als Fettspeicher. Die Haut ist jedoch nicht nur eine praktische Verpackung, sie ist ein Indikator für unseren Gesamt-

zustand. Viele Redewendungen tragen dem Rechnung: „Wir fühlen uns wohl in unserer Haut, es ist zum Aus-der-Haut-Fahren, uns wird die Haut zu eng …“
Im Laufe des Lebens durchläuft die Haut natürliche Veränderungsprozesse. Sie wird dünner, die Zellerneuerung verlangsamt sich, die Speicherfähigkeit für Feuchtigkeit und Fett nimmt ab, die Elastizität verringert sich. Diese Prozesse können wir nicht verhindern, wir können sie jedoch sehr wohl verlangsamen und mildern.
Da die Haut nicht nur eine Körperhülle ist, sondern unseren Allgemeinzustand wiedergibt, hängt ihr Zustand auch vom Zustand unserer Seele ab. Niemand wird heutzutage mehr leugnen, dass man Körper, Geist und Seele als Einheit sehen und auch pflegen muss. Pflegekosmetik muss also mehr beinhalten als einen „Geschmeidighalter“ und „Schutz“ für die Haut. Krankhafte Veränderungen der Haut gehören auf jeden Fall ärztlich abgeklärt, für Pflege und Gesunderhaltung unserer Haut und gleichzeitig zur Unterstützung unserer Harmonie können wir auf Geschenke der Natur zurückgreifen, auf pflanzliche Öle, Kräuteressenzen und ätherische Öle. Die Königin der Blumen hat uns dafür ein wahrhaft königliches Präsent gemacht: reines Rosenwasser und Rosenöl.

Rosenduft, der in diesen beiden Essenzen konserviert ist, bewirkt

1. eine Harmonisierung der Seelenzustände
2. eine Milderung von Stimmungsschwankungen, negativen Gefühlen und verkrampfter Anspannung
3. Linderung depressiver Zustände, durch die stimmungsaufhellende Wirkung tritt eine wesentliche Besserung ein
4. leichteres Einschlafen und tiefe, durchgehende Nachtruhe
5. eine Kräftigung der Allgemeinkonstitution und eine Regulierung des Appetits
6. ein Sich-Öffnen für Gefühle und Aphrodisierung
7. Unterstützung beim Annehmen-Können der eigenen Weiblichkeit und dadurch einen positiven Einfluss auf den Zyklus
8. Hilfe bei Kopfschmerzen, Stärkung von Verdauungstrakt, Leber und weiblichen Organen

Die verschiedenen Anwendungen

Um die positiven Eigenschaften des Rosenduftes zu nutzen, bieten sich alle Formen der Aromatherapie an. Als einfachste Anwendungsmöglichkeit können wir die Duftlampe verwenden. Im Schlafzimmer etwa, wo keine brennende Kerze verwendet werden kann, da sie nach dem Einschlafen unbeaufsichtigt wäre, kann man Potpourris verwenden. Bäder, Massagen und auch Körper- und Gesichtslotionen bringen unsere Sinne in direkten Kontakt mit dem Rosenduft.

Duftlampe

Da Rosenöl sehr hoch konzentriert ist, reichen in der Duftlampe schon 1–2 Tr Rosenöl für angenehmen Duft im Raum aus.

Potpourris

Mischen Sie 2–3 Tr Rosenöl mit 10 ml Weingeist, füllen Sie diese Mischung in einen Zerstäuber und parfümieren Sie das Potpourri damit.

Badezusatz

Als Badezusatz mischen Sie 1–2 Tr Rosenöl mit 1 EL Schlagobers und geben diese Mischung in das warme Badewasser. Für ein berauschendes Honigbad werden 3 EL Honig, 3 Tr Rosenöl und 3 Tr Ylang-Ylang-Öl vorgemischt und dann ins Badewasser eingerührt.

Massageöle

Ein Massageöl besteht aus 50 ml Basisöl (z. B. Jojobaöl, Macadamianussöl oder Weizenkeimöl), 2 Tr Rosenöl, 2 Tr Neroliöl. Diese Mischung eignet sich auch hervorragend für Gesichtsmassagen.

Wollen Sie Ihre Liebesfähigkeit und Sinnlichkeit steigern, hilft eine Partnermassage mit folgendem Massageöl. Es führt Mann und Frau zueinander, baut sexuelle Spannungen und Ängste ab und hilft Beziehungsprobleme zu lösen: 50 ml Macadamianussöl, 5 Tr Sandelholzöl, 4 Tr Rosenöl, 1 Tr Ylang-Ylang-Öl. Massieren Sie sich wechselseitig mit langen Streichbewegungen, damit das Aroma über Haut und Atemwege seine Wirkung entfalten kann.

Roseninhaltstoffe, die in Rosenöl konserviert sind, sind hilfreich zur:
- Behandlung bei Entzündungen
- Wundheilung
- Keimtötung
- Zellregenerierung
- Hautbildverbesserung

Rosenöl ist eines der wenigen ätherischen Öle, die pur auf die Haut aufgetragen werden können. Gegen diese Anwendungsart spricht leider der Preis. Wenn jedoch ein geeignetes Trägermedium verwendet wird, kann Rosenöl sparsam und doch wirkungsvoll verwendet werden.

Trägermedien können sein:
- hochwertiges Pflanzenöl, z. B. Jojobaöl oder Macadamianussöl
- Alkohol
- Joghurt oder Sahne

Zur Gesichtsbehandlung kann man Rosenöl in verschiedenster Form anwenden: Da reines Rosenöl eine hautstraffende Wirkung besitzt, eignet es sich besonders zur Pflege von reifer, trockener Haut sowie von Mischhaut. Sie können das Rosenöl für eine Gesichtsmaske mit Honig und Schlagobers mischen, oder Sie stellen aus 5 Tr Rosenöl und 50 ml Jojobaöl ein Gesichtsöl her.

Auch das Rosenwasser beinhaltet noch viele der Inhaltsstoffe, sollte jedoch immer pur verwendet werden, da die Konzentration gering ist. Die stark adstringierende Wirkung des Rosenwassers zeigt sich am deutlichsten bei der Verwendung als Gesichtswasser (Tonic). Bereits nach ein paar Tagen ist eine Besserung des Hautbildes bei großporiger Haut feststellbar.
Es empfiehlt sich auch, das Haar nach dem Waschen mit Rosenwasser zu spülen. Gesundes, glänzendes Haar, eine gesunde Kopfhaut und ein Hauch von Rosenduft sind das Resultat.

Der Lavendel

Der Lavendel

Mit dem Namen Lavendel verbindet sicher jeder einen Begriff. Für den einen ist es der Inbegriff der Provence, für den anderen bedeutet es einen bestimmten Farbton. Ein blasses, intensives Lila, eine Farbe, die alle paar Saisonen wieder in Mode kommt. Aber jeder hat einen bestimmten Duft in Erinnerung. Lavendel eben. Selten ist ein Geruch so spezifisch, so intensiv und anregend wie Lavendel. Dieser Geruch ist der Duft der „blauen Blume".
Lavendel ist jedoch mehr als eine Blume mit einem intensiven Geruch. Er ist:

- Heilpflanze
- Würzpflanze
- Duftstoff
- wunderhübsche Blume
- Sinnbild für Sommer, Sonne und Kraft

Über Lavendel gibt es relativ wenig Erwähnungen in der antiken Literatur. Das führe ich jedoch nicht auf die geringe Verwendung dieser Pflanze zurück, sonder eher auf seine Alltäglichkeit. Wenn etwas zum alltäglichen Leben gehört, findet man es selten der Mühe wert, es eigens zu erwähnen oder gar zu loben. In den Epen von Homer findet die blaue Blume keine einzige Zeile, die sie lobt oder auch nur dem täglichen Leben zuschreibt. Unglaublich, aber wahr, wenn man bedenkt, dass bereits die Totenpriester in Ägypten bei ihren Balsamierungen Lavendel verwendeten und die intensiven Duftstoffe in der ägyptischen Parfumherstellung und bei zeremoniellen Räucherungungen Verwendung fanden.
In der römischen Geschichtsschreibung wird Lavendel nur als ein für Wäsche- und Körperpflege verwendeter Duftstoff erwähnt. Lavendel hat leider nicht die Exklusivität einer schwer zu züchtenden Pflanze, einer teuren Zutat für Medizin und Parfumerie und auch nicht die Besonderheit einer „spektakulären" Blüte. Lavendel lässt sich fast in jedem Blumentopf ziehen, er ist winterhart und unempfindlich, er ist durch Aussaat und durch Steck-

linge problemlos zu vermehren, und seine Wuchsform und Blüten zeigen ihre Schönheit erst bei einem bewussten Blick.
Obwohl über Lavendel keine Gedichte geschrieben wurden, erwähnt Plinius ihn in seinem botanischen Sammelwerk und schreibt ihm Heilwirkung bei Nierenleiden, Wassersucht sowie schmerzlindernde Eigenschaften zu. Seine desinfizierende Wirkung jedoch wurde lange nicht wahrgenommen. Auch in der Klostermedizin kannte man vor allem die schmerzstillende und reizlindernde Wirkung. Hildegard von Bingen (12. Jh.) und Paracelsus (16. Jh.) schätzten Lavendel als Medizin sowie zum Finden der eigenen Mitte in einem ganzheitlichen medizinischen Denken. Zur Zeit dieser beiden Großen der europäischen Medizin war die Trennung von Körper, Geist und Seele noch nicht vollzogen, medizinische Indikationen berücksichtigten die Gesamtheit einer Persönlichkeit.
Obwohl Lavendel in seinen Verarbeitungsformen als ätherisches Öl, als Lavendelwasser und als Tee sowie als Zutat zu anderen Nahrungsmitteln seine Inhaltstoffe großzügig spendet, hat ihn unsere Reparaturmedizin für lange Zeit verbannt. Lavendel ist jedoch dabei, mit der ihm eigenen bodenständigen Beharrlichkeit auch dort seinen Platz zurückzuerobern. Die Wissenschaft nimmt derzeit seine Inhaltstoffe genauer unter die Lupe und bestätigt die schon immer im Volk bekannten Wirkungen wie Schmerzlinderung und Desinfektion.

Botanischer Steckbrief

Lavendel gibt es in drei Wildformen, die sich in Wuchs, Vorkommen und Inhaltstoffen unterscheiden. Natürliche Kreuzung durch Bienenflug hat weitere Formen hervorgebracht. Die Hauptsorten sind:

- Lavandula angustifolia („echter" Lavendel)
- Lavandula latifolia (Schopflavendel)
- Lavandula stoechas (Speiklavendel)
- Lavandula intermedia (eine natürliche Hybridenart durch Insektenbefruchtung)

Natürlich haben sich die Pflanzenzüchter des Lavendels angenommen und viele weitere Unterarten speziell für bestimmte Anbaugebiete und Verwendungszwecke gezogen. Für die kommerzielle Nutzung wird meist der „echte" Lavendel benützt. Die blauen Felder der Provence, aber auch Anbaugebiete in England und in den Mittelmeerländern decken den hohen Bedarf.
Man nimmt an, dass der Lavendel ursprünglich aus Persien kommt, aber bereits in der Antike erfolgte eine Verbreitung in allen Mittelmeerländern. Verwendet werden die Blüten sowie auch die Blätter der Pflanze. Inhaltstoffe sind ätherische Öle sowie Bitterstoffe – bis heute sind 200 verschiedene Inhaltstoffe klassifiziert. Die Ernte ist im Hochsommer (Juli und August), zur Mittagszeit, wenn die Sonne die Inhaltstoffe in der Blüte konzentriert

Lavandula officinalis/Lanvandula angustifolia

Gehört zu den Lippenblütlern und ist ein ca. 50 cm hoher Halbstrauch, der im Wildwuchs bis in eine Seehöhe von 1.000 m vorkommt. Der Wuchs ist aufrecht, mit unten verholzender Strauchform, die ganzjährig grünt. Die silbrig-blaugrünen, länglichen Blätter sind gegenständig, die Blütenform endständig. Die leuchtend lavendelblauen Blüten duften intensiv.
Die reinste und teuerste Form des „echten" ist der wilde Lavendel. Wegen seines geringen Vorkommens und dem geringen Gehalt an ätherischen Ölen wird sein „Lavendelöl extra" als Rarität gehandelt (150 kg Blüten ergeben ca. 1 kg Öl).

„Lavendelöl fein" wird von der kultivierten Lavandula officinalis oder Lavandula angustifolia geerntet. Die Qualität wird von der Bewirtschaftung der Plantagen (Einsatz von Düngern und Pestiziden) sowie durch die Erntemethode bestimmt. Biologische Felder von Lavandula angustifolia, die in einer Seehöhe von ca. 800 m liegen, und sorgsames Ernten der Blüten ohne Krautanteil ergeben eine Ausbeute von ca. einem Liter Öl aus 120 kg Blüten. Dieses Öl hat im Handel die Bezeichnung „Lavendel fein" und wird in der Aromatheraphie sowie für medizinische Zwecke und Kosmetik verwendet.

Lavandula latifolia („großblättrig")

Diese Lavendelart weist etwas größere Blätter auf als die anderen Familienmitglieder. Auch wird der Strauch bis zu einem Meter hoch und blüht in blaugrauer Farbe. Der Duft ist weniger lieblich als der von Lavandula angustifolia, eher krautig-holzig und sehr intensiv.
Die Vorkommen konzentrieren sich auf die Küstenländer des Mittelmeeres, vor allem auf Spanien und den Balkan. Geschätzt wird bei dieser Lavendelart vor allem die starke antimikrobielle und auch auswurfunterstützende Wirkung bei Lungenbeschwerden. In Grippezeiten wird eine Raumluftdesinfektion durch ein Verdunsten des Latifolia-Öls empfohlen.

Lavandula stoechas

Seinen Namen „Schopflavendel" hat diese Lavendelart von den eigentümlichen Blütenständen, die von großen Hochblättern gekrönt werden. Die Kultivierung dieser Art ist schwieriger als die seiner Familienmitglieder und viel langwieriger. Der Ertrag setzt erst im dritten Jahr ein und ergibt ein krautiges, herb duftendes Öl mit einem an Rosmarin erinnernden Geruch. Die Verwendung des ätherischen Öls des Schopflavendels ist Fachleuten vorbehalten, da es leicht toxisch ist. In der Naturmedizin wird seine starke Wirkung bei Bronchialbeschwerden geschätzt, der Einsatz dieses Öls und die Dosierung sollten jedoch Ganzheitsmedizinern vorbehalten bleiben.

Verwendung des Lavendels

Beim Kauf von Lavendelöl sollte man unbedingt auf die Bezeichnung „naturreines ätherisches Öl" bzw. auf die lateinische Bezeichnung (Lavandula angustifolia oder Lavandula officinalis) auf der Verpackung achten, nicht näher bezeichnete Qualitäten könnten Lavandinöl sein, das für Heilzwecke weniger geeignet ist. Bei der Bezeichnung „Duftöl" sollten bei Ihnen alle Alarmglocken läuten, da es sich bei dieser Kennzeichnung meist um synthetische (künstlich im Labor hergestellte) Qualitäten handelt.
Die beiden wichtigsten Bestandteile des Lavendels sind Linalylazetat (Wirkung auf das Zentralnervensystem und deshalb unverzichtbar in der Aromatheraphie) sowie Linalool (antiseptische Wirkung). Lavendel ist hilfreich bei

- Unruhezuständen
- Verkrampfungen
- Reizüberflutung
- Spannung und Nervosität
- Depressionen und dem Gefühl der Unzulänglichkeit
- cholerischer Neigung und seelischen Schwankungen

Lavendelöl gilt als eine der nützlichsten und vielseitigsten Essenzen in der Aromatherapie und weist zugleich eine sehr geringe Toxizität (Giftigkeit) auf. Auf die Haut wirkt Lavendel entzündungshemmend, regenerationsfördernd und verringert die Narbenbildung. Lavendelöl ist daher sehr wirkungsvoll bei Hautkrankheiten wie Abszessen, Akne, Fisteln, Geschwüren, Dermatitis, Psoriasis und Fußpilz. Auch bei der Behandlung von Augenentzündungen, Scheidenpilzen, Wunden, Verbrennungen und Insektenstichen bewährt sich das Öl. Es lindert zudem Ohrenschmerzen, Muskelzerrungen sowie rheumatische Beschwerden und bringt Erleichterung bei Erkältung, Nasennebenhöhlen- und Halsentzündungen. Krampflösend wirkt es bei Asthma, Bronchitis, Migräne und Kopfschmerzen. Im gynäkologischen Bereich gleicht Lavendel prämenstruelle und klimakterische Beschwerden aus. Über das Lymphsystem regt er außerdem die Ausscheidung von Stoffwechselschlacken an, was zur Entgiftung des Körpers beiträgt.

Wie erwähnt, hat Lavendel neben den körperlichen auch seelische Heilkräfte: Er stärkt die Nerven, beruhigt und hilft Spannungen abzubauen. Er wird daher bei Schlaflosigkeit, Reizbarkeit, depressiven Verstimmungen, Unausgeglichenheit, Angstzuständen, Panikattacken, Herzbeklemmung, nervöser Erschöpfung und Stress empfohlen. Er ist auch eine gute Einschlafhilfe für Kinder und wirkt dem Auftreten von Albträumen entgegen.

Die verschiedenen Anwendungen

Duftlampe

Ein Duft zum Abschalten – Kindern hilft die folgende Duftmischung beim Einschlafen: Mischen Sie 5 Tr Lavendelöl mit 2 Tr Kamillenöl blau und 2 Tr Mandarinenöl.

Badezusatz

Ein Bad mit Lavendel harmonisiert und stabilisiert Gefühle und Nerven. Es eignet sich außerdem zur Linderung von Menstruationsbeschwerden. Nehmen Sie 2-4 EL Milch und mischen Sie dazu 10 Tr Lavendelöl und 2 Tr Melissenöl.

Wundbehandlung

Gegen schlecht heilende Wunden und zur Hautpflege eignen sich am besten Kompressen mit Lavendelöl – genauso auch zur Behandlung bei Sonnenbrand. Legen Sie eine sterile Kompresse auf die Haut, getränkt mit 100 ml destilliertem Wasser (oder auch Lavendelwasser) und 12 Tr Lavendelöl.

Erste Hilfe

Lavendel ist ein altes Hausmittel bei Stress, Angst und Schockzuständen. Man gibt 2–3 Tr Lavendelöl auf ein Taschentuch und atmet mehrmals tief ein, bis eine Beruhigung eintritt.

Kopfschmerzen

Diese Schmerzen entstehen vielfach durch Stress, Spannungen oder Verkrampfungen. Mischen Sie folgende Zutaten und massieren Sie Stirn und Schläfen: 10 ml Pflanzenöl (z. B. Mandelöl, Olivenöl, Avocadoöl etc.) mit 10 Tr Lavendelöl und 4 Tr Pfefferminzöl.

Herzunruhe

Hier bringt eine Kompresse in der Herzgegend Linderung und Entspannung, darauf. Mischen Sie 6 Tr Lavendelöl und 3 Tr Melissenöl.

Der Lavendel in der Kosmetik

Der reine, leicht holzige und lieblich blumige Ton des Lavendels ist zwar immer wieder von der Mode ins Abseits gestellt worden und musste seinen Platz den üppigen, schwülen Düften wie Patchouli, Jasmin und Vanille überlassen. Aber ganz verdrängen lässt sich Lavendel nie. Auch die Parfumindustrie entdeckt den reinen, frischen Duft des Lavendels alle paar Jahre neu. Denken Sie nur an Kölnisch Wasser, ein seit 1710 existierendes Eau de Cologne. Welches Duftwasser kann schon auf eine so lange Geschichte zurückblicken? Heute haben Kreationen von Van Cleef & Apples, Hermés, Dior, Calvin Klein, Guerlain und viele andere Lavendel als Duftnote.

Parfum selbst gemacht

Man kann das Parfum aber auch selbst herstellen und dabei seine eigene Persönlichkeit einbringen. Ebenso wie die im Handel erhältlichen Parfums gibt es etliche Duftmischungen mit Lavendelöl und anderen ätherischen Ölen. Diese Duftmischungen basieren meist auf Ethylalkohol. Die Parfums sind leicht flüchtig und trocknen auf Grund des Alkoholgehaltes die Haut leicht aus. Wenn Sie zu trockener oder empfindlicher Haut neigen, sollten Sie daher einer Duftmischung auf Öl- oder Blütenwasserbasis den Vorzug geben. Diese haften deutlich länger auf der Haut und haben nebenbei noch einen pflegenden Effekt.
Bei der Zubereitung verfahren Sie am besten wie folgt: Mischen Sie die ätherischen Öle mit dem Alkohol und dem Wasser oder dem angegebenen

Pflanzenöl in einer dunklen Braunglasflasche. Schütteln Sie diese gut durch, ebenso vor jeder Anwendung, und heben Sie die Flasche gut verschlossen auf. Bei der Anwendung allerdings sollten Sie mit den ölhaltigen Düften etwas sparsamer sein als mit den alkoholhaltigen. Ihre Wirkung könnte sonst tatsächlich umwerfender Natur sein.

Aqua aromatica

Aus einer Quelle des 18. Jahrhunderts und damit von den Anfängen der Parfumerie in Mitteleuropa stammt diese, etwas eigenwillig duftende Formulierung: 300 Tr destilliertes Wasser, 70 Tr Weingeist (Alkohol) 96 %ig, 10 Tr Salbeiöl, 5 Tr Lavendelöl, 5 Tr Pfefferminzöl, 5 Tr Rosmarinöl, 3 Tr Fenchelöl

Eau de Cologne

Das so genannte Kölnisch Wasser ist wie gesagt einer der ältesten Düfte in Europa. Diese Komposition stammt aus der Feder eines Kölner Apothekers: 5.000 Tr 96 %iger Alkohol (Weingeist), 220 Tr Bergamotteöl, 75 Tr Zitronenöl, 20 Tr Neroliöl, 5 Tr Rosmarinöl, 5 Tr Lavendelöl

Wichtig bei diesen Duftmischungen ist die sorgfältige Zubereitung. Nach dem Zusammenleeren sollten Sie die Mischung gut schütteln und mindestens zwei Wochen in einem dunklen Glasbehälter reifen lassen.

Lavendelwasser

Dieses Hydrolat entsteht in seiner reinsten Form als Nebenprodukt beim Destillierverfahren (siehe zu diesem Verfahren das Kapitel „Rose“). Es wird vorzugsweise zur Hautpflege verwendet. Seine adstringierende und desinfizierende Wirkung empfiehlt es als Tonikum für sensible und anspruchsvolle Haut. Auch Akne und irritierte Haut verbessert sich zusehends. Die erfrischende Wirkung gibt der Haut ein jugendliches, straffes Aussehen. Industriell hergestelltes Lavendelwasser enthält Alkohol, Lavendelöl und destilliertes Wasser. Da Alkohol für sensible Haut oft ein Problem darstellt, sollte zu natürlichem Lavendelwasser gegriffen werden.

Der Lavendel in der Küche

Während Orangen- und Zitronenöl schon lange Verwendung in der Küche haben, trauen sich die meisten an Lavendel nicht heran. Das ist schade, denn das herbe, klare, leicht süßliche Aroma, frei in den Blüten oder hoch konzentriert im ätherischen Öl, lädt zum Experimentieren ein.
Als Einstieg geben Sie einmal kurz vor dem Garwerden unter Ihr Grillgut einige Blütenrispen. Sie werden leicht an Salbei erinnert werden, nur dass ein lieblicher Ton dabei ist. Fisch und weißes Fleisch oder süßsauer mariniertes Grillgut harmonieren bestens mit Lavendel.
Bei Süßspeisen kann sich Lavendel ebenfalls von seiner besten Seite zeigen. Obstsalat, mit Honig gesüßt, dem 1–2 Tr Lavendelöl beigemengt sind, entwickelt eine ganz eigene interessante Nuance. Als Beigabe zu Biskuit, in Verbindung mit allen Sommerfrüchten und -beeren.

Gewinnung des Lavendelöls

Lavendelöl wird ebenfalls durch das Destillationsverfahren gewonnen. Der Vorgang ist der gleiche wie beim Rosenöl. Man kann sich jedoch gut vorstellen, dass die Maschinen der Lavendeldestillerie im Gegensatz zu Rosenölanlagen industrielle Ausmaße annehmen. Das hat jedoch keinen Einfluss auf die Qualität, sondern ist nur durch die Menge des Lavendelöls bedingt, das am Weltmarkt gehandelt wird.
Zu beachten ist jedoch, dass zur Erzeugung von hochwertigem Lavendelöl nicht nur die Art des Lavendels ausschlaggebend ist, sondern auch die Sorgfalt bei der Lavendelernte. Wenn Lavendel kurz vor dem Boden geschnitten wird, ist der Krautanteil bei der Weiterverarbeitung sehr hoch und verleiht dem Öl eine sehr „krautige", holzige Note. Je sorgfältiger der Lavendel kurz unter dem Blütenstand geschnitten wird, um so hochwertiger ist das produzierte Öl. Die Ölausbeute fällt jedoch geringer aus, da auch der Stängel und die Blätter Öl enthalten, das zusätzlich zum Öl aus den Blüten gewonnen wird.

Lexikon der ätherischen Öle

Anis
pimpinella anisum

Charakteristik: süß-würzig
Familie: Doldenblütler
Vorkommen: Europa
verwendeter Pflanzenteil: Früchte (Samen)
Gewinnung: Wasserdampfdestillation der zerkleinerten Samen, aus 35-50 kg Samen wird ein Liter Anisöl (lat. oleum anisi) gewonnen
Inhaltstoffe: Anethol, Methylchavicol, Acetaldehyd
Symptome: Bauchschmerzen, Magenkrämpfe, Niesanfall, Albträume

Wirkung: Wirkt beruhigend bei aufgestauten Ängsten und Depressionen und hilft, unbewältigte Gefühle zu verarbeiten, stimmt optimistisch, macht diplomatisch, fördert Verständnis und Anpassungsfähigkeit.

Vorsicht: Achten Sie bei der Anwendung von Anisöl genau auf die Dosierung, sonst kann es berauschend wirken. Wenden Sie es nur hin und wieder an. Schwangere sollten Anisöl nicht benutzen.

Basilikum
ocimum basilicum

Charakteristik: kräftig, angenehm süßgewürzhaft, frisch mit einer Estragon-Note
Familie: Lippenblütler
Vorkommen: Europa
verwendeter Pflanzenteil: ganzes Kraut
Gewinnung: Wasserdampfdestillation der ganzen Pflanze, Ausbeute 0,04-0,13 % Basilikumöl (oleum basilici)
Inhaltstoffe: Linalool, Methylchavicol, Cineol, Eugenol, Pinen
Symptome: bei empfindlichem Zahnfleisch, Insektenstich, Warzen

Wirkung: Wirkt beruhigend bei Stress, Überarbeitung und Depressionen, fördert geistige Wendigkeit und Diplomatie.

Fast jeder kennt das Basilikum aus der italienischen Küche, doch die Wirkung dieses Küchenkrautes auf Körper und Seele ist kaum bekannt. Basilikum wird auch in der indischen Ayurvedamedizin verwendet. Es entspannt bei Magen- und Menstruationskrämpfen und reinigt bei Darminfektionen. Besonders gelobt wird Basilikum aber als Entspannungsmittel für Nerven, Gehirn und Gemüt. Es wirkt nicht nur bei nervöser Erschöpfung, sondern klärt auch den Kopf bei Angst und Depression. Da es keimtötend und schleimlösend ist, kann es bei Krankheit der Atemwege eingesetzt werden.

Bergamotte

citrus bergamia/citrus aurantium

Charakteristik: süß-fruchtig, zitrusartig, frisch, Hauptbestandteil des „Eau de Cologne“
Familie: Rautengewächse
Vorkommen: Asien, Südeuropa
verwendeter Pflanzenteil: Schalen
Gewinnung: Pressen der Schalen
Inhaltstoffe: Linalylacetat, Linalool, Nerol, Citral, Limonen, Pinene, Aldehyde, Bergapten, Bergaptol
Symptome: Vernarbung und Heilung von Wunden, Krampfadern, Magersucht, Akne, Fieber, Depression

Wirkung: Am Arbeitsplatz gibt es Vertrauen in unsere eigenen Kräfte und lässt uns das Ziel unserer Unternehmungen wieder klarer sehen. Bergamotte ist eines der besten Antidepressiva, gibt verlorenes Selbstvertrauen wieder zurück, die Seele wird frisch und aktiv.

Die nicht essbare Bergamottefrucht ist eine Kreuzung zwischen Bitterorange und Zitrone, aus ihren Schalen wird das ätherische Öl gepresst. Viele kennen den Duft aus Toilettewässern und als Aroma im Earl-Grey-Tee. In der Aromatherapie schätzt man die Bergamotte vor allem wegen ihrer erheiternden, aufmunternden Energie, die als echter Stimmungsaufheller bei Angst und (Winter-)Depression gilt.

Cajeput

malaleuca leucadendron

Charakteristik: stark an Eukalyptusöl erinnernd, jedoch milder
Familie: Myrtengewächse
Vorkommen: Australien, Philippinen
verwendeter Pflanzenteil: Blätter
Gewinnung: Wasserdampfdestillation der frischen Zweigspitzen und Blätter des Cajeputstrauches, aus 100-125 kg Pflanzenmaterial wird ein Liter Cajeputöl gewonnen
Inhaltstoffe: Pinen, Limonen, Dipenten, Terpineole, Terpenylacetat, Cineol
Symptome: Akne, Rheuma, Gicht, Asthma, Zahn- und Ohrenschmerzen

Wirkung: Der Duft vermittelt ein Gefühl der Sicherheit und hilft, wenn unsere Lebenskontinuität ins Wanken geraten ist.

Der Cajeputbaum ist ein Verwandter des Teebaumes. Cajeputöl ist eines der stärksten keimtötenden Öle und wirkt krampflösend und schmerzstillend.

Citronella

andropogon nardus - Java
cymbopogon nardus - Sri Lanka

Charakteristik: frisch, etwas fettig und grün, leicht holzig, das Javaöl ist das geruchlich feinere Öl
Familie: Süßgräser
Vorkommen: Java, Sri Lanka
verwendeter Pflanzenteil: Blätter
Gewinnung: Wasserdampfdestillation, Ausbeute etwa 0,4 %
Inhaltstoffe: Camphen, Dipenten, Limonen, Geraniol, Nerol, Citronellol, Borneol
Symptome: fettes Haar, raue Hände, brechende Nägel, Juckreiz, Insektenstiche, kleine Verletzungen

Wirkung: Citronella wirkt luftreinigend (Tabakrauch und Fischgeruch), senkt die Fehlerquote bei Computereingaben, wirkt aufhellend bei Antriebslosigkeit und Depression.

Eukalyptus

eucalyptus globulus

Charakteristik: frisch, würzig, kampferartig
Familie: Myrtengewächse
Vorkommen: Australien, USA, Afrika
verwendeter Pflanzenteil: Blätter und Zweige
Gewinnung: Wasserdampfdestillation, Ausbeute ca. 0,6 %
Inhaltstoffe: Pinen, Camphen, Cineol, Globulol
Symptome: Abschürfungen, Insektenstiche, Migräne, Zahnfleischprobleme, Erkältung, Halsschmerzen

Wirkung: Eukalyptus fördert die Konzentration und unterstützt das logische Denken, reinigt die Luft und verhindert die Vermehrung von Keimen.

Eukalyptusöl wird inzwischen sogar von zahlreichen Schulmedizinern als äußerst wirksames Naturheilmittel bei Atemwegserkrankungen anerkannt. Von den weltweit 600 Arten wachsen 50 allein im Mittelmeerraum. Gerühmt wird vor allem die besonders starke antiseptische Wirkung von Eukalyptusöl, das deswegen auch bei der Luftdesinfektion von Krankenzimmern und als Schutz vor Ansteckung in Grippezeiten eine große Rolle spielt. Äußerlich wird es zur Wundbehandlung bei Verbrennungen und Insektenbissen eingesetzt. Weitere Effekte dieses Aromas: Es fördert die Sauerstoffversorgung der Zellen, muntert auf bei Lethargie, erfrischt den Geist und fördert die Konzentrationsfähigkeit.

Fenchel

foeniculum vulgare

Charakteristik: etwas würzig, Richtung Anis, etwas erdig-kampferartig
Familie: Doldengewächse
Vorkommen: China, Europa, Nordamerika
verwendeter Pflanzenteil: Samen
Gewinnung: Wasserdampfdestillation, Ausbeute 4-5 % Oleum Foeniculi
Inhaltstoffe: Anethol, Pinen, Camphen, Phellandren, Dipenten
Symptome: Nervosität, Stress, Blähungen, Gicht, Heiserkeit, Verstopfung

Wirkung: Fenchel hilft bei Einsamkeit und beim Ordnen von Gefühlen.

Die Heilkraft der Fenchelstaude war schon bei den alten Römern bekannt. Sie konzentriert sich vor allem auf die Verdauungsorgane, wirkt krampflösend, blähungswidrig, magenstärkend und entgiftend. Diese Wirkung kann man nach einer durchzechten Nacht nutzen und genießen. Fenchel hilft auch bei Bronchitis, denn er löst die Krampfzustände beim Husten und stärkt die Abwehrkräfte gegen Grippe und Erkältung. Wurmtreibend soll er ebenfalls wirken. Das bittere ätherische Fenchelöl fördert zudem die Milchbildung bei stillenden Müttern. Wegen seiner östrogenähnlichen Wirkung lindert es Beschwerden vor und während der Menstruation. Auf Nerven und Seele wirkt der Duft von Fenchelöl wie ein Nerventonikum, das eine Aura von Geborgenheit verströmt.

Fichtennadel

abies picea

Charakteristik: kräftig, frisch, balsamisch, waldig
Familie: Nadelgehölze
Vorkommen: Europa, Nordamerika, Russland
verwendeter Pflanzenteil: Nadeln
Gewinnung: Wasserdampfdestillation, Ausbeute ca. 0,5 % Oleum Pini
Inhaltstoffe: Pinen, Camphen, Dipenten, Santen, Phellandren
Symptome: Muskelverspannung, Husten, Bronchitis, rheumatische Beschwerden

Wirkung: Wirkt schleimlösend, antiseptisch, bei Einsamkeit ist Fichtennadelöl ein idealer Aufheller für die Seele.

Der vertraute balsamisch-würzigfrische Duft der Fichtennadel ist seit langem wegen seiner wohltuenden, reinigenden Wirkung auf die Atemwege bekannt. Ein Fichtennadelbad lässt uns tief durchatmen, entspannt und beflügelt den Geist zugleich. Das ätherische Öl wirkt antiseptisch, tonisierend und desodorierend. Nicht nur bei Erkältungen, auch bei Stress, Nervosität und Erschöpfung ist es ein klassisches Öl für Badezusätze und die Sauna. Spezialtipp: In Büros und öffentlichen Räumen mit viel Publikumsverkehr erzeugt Fichtennadelöl eine frische, reinigende Atmosphäre

Geranium

pelargonium graveolens

Charakteristik: frisch, eine Mischung aus harzig, zitrusartig und rosenähnlich
Familie: Storchschnabelgewächse
Vorkommen: Marokko, Italien, Ostafrika, Indien, Südafrika, Russland
verwendeter Pflanzenteil: ganze Pflanze
Gewinnung: Wasserdampfdestillation, Ausbeute ca. 0,5 % Oleum Geranii
Inhaltstoffe: Geraniol, Citronellol, Geranyltiglinat
Symptome: kleine Brandwunden und Narben, Fieberbläschen, Mückenstiche

Wirkung: Geranium schafft eine frische und harmonische Atmosphäre, hilft bei Kommunikationsproblemen, entspannt bei starker nervlicher Belastung und Depressionen.

In der Aromatherapie verwendet man unter den etwa 200 Geranienarten vor allem die Rosengeranie und die Zitronenpelargonie. Beide Öle sind wegen ihres frischen, blumigen Aromas auch beliebte Parfumdüfte. Ihre Heilwirkung ist sehr breit gefächert: Man benutzt sie bei Wunden, Geschwüren, Hautentzündungen, Akne und Ekzemen, für Lymphmassagen, bei Erkältung, Mundschleimhautentzündung und zur Regulierung der Hormone, bei Zyklusstörungen und im Klimakterium. Auch auf die Gefühle wirkt das Öl sehr intensiv. Es gleicht Labilität und Unzufriedenheit aus, hebt die Stimmung und wirkt gegen Angst und Depression.

Grapefruit

citrus maxima

Charakteristik: frisch, spritzig, zitrusartig
Familie: Rautengewächse
Vorkommen: USA, Südeuropa, Asien und Philippinen
verwendeter Pflanzenteil: Schale
Gewinnung: Kaltpressung, Ausbeute ca. 1 %
Inhaltstoffe: Limonen, Pinen, Citral, Geraniol
Symptome: fettes Haar, raue Hände, brechende Nägel, Juckreiz, Insektenstiche, kleine Verletzungen

Wirkung: Grapefruit wirkt bei Depressionen, vermittelt Lebenslust und Vitalität, euphorisierend.

Die vitalisierende Energie der Grapefruit wirkt vor allem geistig erfrischend und regt die Kreativität an. Grapefruitöl kann sogar Gefühle beflügeln und ein wenig euphorisieren, weshalb es ein guter „Aufheller“ an dunklen Tagen ist. Viele geistig arbeitende Menschen nutzen es, wenn sie Inspirationen brauchen. Auf den Körper bezogen, kann das Öl der Grapefruit die Haut und das Bindegewebe straffen und durchbluten, weshalb man es gern Antizellulitis-Ölen zusetzt. Gleichzeitig regt die Essenz das Lymphsystem an und fördert, wenn man sie zur Massage verwendet, die Ausscheidung von Schlackstoffen.

Ingwer
zingiber officinalis

Charakteristik: agrumig, leicht scharf
Familie: Ingwergewächse
Vorkommen: Indien, Mittelamerika, Ceylon und China
verwendeter Pflanzenteil: Wurzel
Gewinnung: Wasserdampfdestillation
Inhaltstoffe: Zingiberol, Bisabolen, Curcumen, Zingiberen (70 %)
Symptome: Rheuma, Impotenz, Fieber, Atemprobleme, Blähungen, Schwäche, Durchfall

Wirkung: Ingwer mobilisiert die Entscheidungsfreudigkeit, löst Verhärtungen und Erstarrungen der Seele, hilft bestehende Blockaden zu überwinden.

Die asiatische Ingwerwurzel gilt als äußerst heilsames Gewürz. Die ihr zugehörige Pflanze ähnelt unserem Schilf. Das Würzöl wirkt vor allem energetisierend – seelisch wie körperlich. Es regt den Appetit an, stärkt den Magen, hilft gegen Reisekrankheit und fördert die Verdauungsvorgänge. Aus Sicht der chinesischen Medizin, wo es als altes Heilmittel angewandt wird, wirkt Ingwer allen Leiden entgegen, die durch Feuchtigkeit und Kälte entstehen – Erkältung, Kopfschmerzen, Muskelverspannungen. Außerdem gilt die Wurzel als Aphrodisiakum für Männer. Mental kann ätherisches Ingweröl die Psyche klären und stabilisieren.

Jasmin
jasminum officinale

Charakteristik: schwerer, fast animalischer Geruch, maskuliner Charakter
Familie: Jasmingewächse
Vorkommen: Frankreich, Mittelmeerländer und Indien
verwendeter Pflanzenteil: Blüten
Gewinnung: Extraktion mit Olivenöl bzw. Alkohol, Ausbeute 0,1 % (1.000 kg Blüten ergeben einen Liter ätherisches Öl); sehr teuer, da die Blüten in der Nacht gesammelt werden müssen
Inhaltstoffe: Jasmon, Indol, Benzylacetat
Symptome: Heiserkeit, Anspannung

Wirkung: Jasmin stärkt das Selbstvertrauen, wirkt beruhigend auf geistiger und seelischer Ebene, entspannend und wärmend, harmonisierend, sinnlich und erotisierend.

In seiner Heimat in Indien heißt der Jasmin „Königin der Nacht", weil er auf geheimnisvolle, fast magische Art die Sinnlichkeit anregt. Jasmin ist als Aphrodisiakum bekannt, er ist ein Duft für Paare, der vor allem auf Beziehung und Sexualität Einfluss nimmt. Jasminöl öffnet das Herz, wirkt stark lösend und stimmungshebend, verbreitet ein Gefühl von Optimismus, Vertrauen und Euphorie. Auch auf körperliche Beschwerden wirkt die beschwingende Jasminenergie – beispielsweise bei prämenstruellem Syndrom, Menstruationsstörungen und Gebärmutterproblemen.

Kamille blau

matricaria chamomilla

Charakteristik: stark an die Blüte erinnernd: frisch, süß, krautig und fruchtig
Familie: Korbblütler
Vorkommen: Europa, Indien, Südamerika
verwendeter Pflanzenteil: ausschließlich die Blüten, im Gegensatz zur marokkanischen Kamille
Gewinnung: Wasserdampfdestillation, Ausbeute 0,2-0,4 % Oleum Chamomillae
Inhaltstoffe: Bisabolol, Chamazulen, Verduzalen
Symptome: Brandwunden, Geschwüre, Ekzeme, unreine Haut, Haarwäsche, Jugendakne

Wirkung: Kamille wirkt fiebersenkend, hilft Schmerz, Ärger und Stress loszuwerden, lindert Überreizung und Nervosität, fördert Harmonie und Toleranz.

Das bläulich changierende Öl dieser Kamillenart gilt als besonders heilkräftig. Durch den hohen Gehalt des blauen, entzündungshemmenden Wirkstoffs Azulen hat das Öl der blauen Kamille die stärkste entzündungshemmende Eigenschaft aller insgesamt 200 Kamillenarten. Es hilft bei allen Entzündungen und Geschwüren der Haut, bei Verletzungen, Sonnenbrand, Psoriasis und Neurodermitis; selbst bei Menstruationsbeschwerden und Kopfweh. Es gilt auch als gut psychisch wirkendes Heilmittel bei Unruhe, Ärger, Stress, Schlaflosigkeit und depressiver Verstimmung.

Kiefernnadel

pinus sylvestris

Charakteristik: würzig, frisch, harzig
Familie: Kieferngewächse
Vorkommen: Europa, Nordamerika, Russland
verwendeter Pflanzenteil: Nadeln
Gewinnung: Wasserdampfdestillation, Ausbeute 5 % ätherisches Öl
Inhaltstoffe: Cadinen, Pinen, Sylvestrin, Phellandren
Symptome: Erkältungen, Stress, schlechte Raumluft

Wirkung: Kiefernnadelöl schenkt Frieden und Entspannung, wirkt luftreinigend in Grippezeiten, durchblutungsfördernd, schleimlösend und desodorierend, ideal für Inhalationen und in der Sauna.

Koriander

coriandrum sativum

Charakteristik: aromatisch-gewürzhaft, blumig, warm
Familie: Doldenblütler
Vorkommen: Nordafrika, ferner Osten
verwendeter Pflanzenteil: Samen
Gewinnung: Wasserdampfdestillation
Inhaltstoffe: Coriandrol, Pinen, Geraniol, Dipenten
Symptome: Antriebslosigkeit, Stress, Blähungen, Magen- und Darmkrämpfe, Appetitlosigkeit, schwache Libido

Wirkung: Hilft der Seele beim Verarbeiten nicht bewältigter Gefühle.

Die Frucht dieser kleinen orientalischen Staude ist bei uns eigentlich nur als herzhaftes Gewürz bekannt, das Backwaren und andere Lebensmittel bekömmlicher macht. Ätherisches Korianderöl, das durch Wasserdampfdestillation aus den getrockneten Früchten entsteht, wirkt sehr erwärmend und hat auch schmerzstillenden Charakter. Wegen dieser beiden Effekte ist Korianderöl ein sehr gutes Heilmittel bei Rheuma und Gelenksschmerzen. Ein anderer Heileffekt ist die blähungstreibende und magenstärkende Wirkung des Aromas. Auf die Psyche wirkt der Duft entspannend. Wenn man sich schwach oder nach längerer Krankheit kraftlos fühlt, gibt das Korianderöl dem Körper die verbrauchte Energie wieder zurück.

Latschenkiefer

pinus montana

Charakteristik: frisch, harzig, etwas fettig, aromatisch, an Zypressenöl erinnernd
Familie: Kieferngewächse
Vorkommen: Europa
verwendeter Pflanzenteil: Nadeln
Gewinnung: Wasserdampfdestillation, Ausbeute 0,12-0,7 % Oleum Pini pumilionis
Inhaltstoffe: Pinen, Phellandren, Silvestren, Cadinen
Symptome: Bronchitis, Blasenentzündung, Harnweginfektion

Wirkung: Latschenkiefer reinigt die Luft und wirkt schleimlösend. Kiefernöle geben uns Kraft, Ausdauer und Mut, sie „erden" uns.

Die Latschenkiefer wächst nur in extremen Höhenlagen der Alpen. Die frischen Nadeln und Zweigspitzen, die den Grundstoff für das ätherische Öl liefern, dürfen nur mit spezieller Erlaubnis geschnitten werden. Latschenkieferöl ist ein sehr bewährtes Heilmittel für die Atemwege und hat eine starke, tief greifende Heilwirkung bei Erkältung, Bronchitis und allen Beschwerden im Brustraum. Auch bei Rheuma, Gicht und Durchblutungsstörungen benutzt man es gern zum Einreiben der schmerzenden Stellen. Es ist ebenfalls wohltuend bei Entzündungen der Harnwege oder als allgemeines Belebungsmittel.

Lavendel

lavandula officinalis

Charakteristik: mild, beruhigend
Familie: Lippenblütler
Vorkommen: Europa, speziell in Frankreich
verwendeter Pflanzenteil: Blüten
Gewinnung: Wasserdampfdestillation, Ausbeute 0,8-1,5 % Oleum Lavandulae
Inhaltstoffe: Lavandulöl, Geraniol, Nerol, Borneol, Cineol
Symptome: leichte Brandwunden, Insektenstiche, Abschürfungen, Asthma, Haarausfall, Ausfluss

Wirkung: Lavendel stärkt das Immunsystem und beruhigt aufgewühlte Emotionen (nach einem harten Arbeitstag), wirkt lösend bei körperlichem und seelischem Schmerz.

Lavendel vera, auch „echter" Lavendel genannt, hat unter den etwa 30 Lavendelsorten die breiteste Wirkungspalette. Wegen seiner geringen Giftigkeit ist Lavendel vera auch sehr gut für die Hautpflege geeignet. Hier ein paar Beispiele für diese vielseitige Aromaessenz: Sie hilft bei Abszessen, Akne und Geschwüren, Dermatitis und sogar bei Fuß- und Scheidenpilz. Auch bei Augenentzündungen, Verbrennungen und Insektenstichen ist Lavendel ein bewährtes Heilmittel, ebenso bei Ohrenschmerzen, Muskelzerrung, Rheuma.

Lemongras

cymbopogon flexuosus

Charakteristik: zitronenartig, leicht erdig
Familie: Süßgräser
Vorkommen: Amerika, Indien, China
verwendeter Pflanzenteil: ganze Pflanze
Gewinnung: Wasserdampfdestillation
Inhaltstoffe: Dipenten, Limonen, Nerol, Citral (mind. 75 %)
Symptome: Erkältung, Müdigkeit, fette Haut, Krampfadern, Konzentrationsschwäche

Wirkung: Lemongras bringt heitere, positive Stimmung, Frische und Klarheit, gutes Antiseptikum.

Lemongras ist ein tropisches Süßgras, dessen spritziger, zitroniger Duft zu einem der beliebtesten in der Aromatherapie gehört. In der ayurvedischen und in der brasilianischen Medizin ist Lemongras ein altes Heilmittel. Es stimuliert und entgiftet, fördert die Durchblutung, regt das Immunsystem an und strafft die Haut. Auf den Geist wirkt das ätherische Öl intensiv und erfrischend wie eine kühlende Dusche. Es regt die Tatkraft an und macht müde Autofahrer munter. Außerdem hat sich Lemongras als Mittel gegen Motten und andere Insekten bewährt.

Limette
citrus medica

Charakteristik: frisch, grün-zitronenartig, stärker als Zitronenöl
Familie: Rautengewächse
Vorkommen: Indien, Südeuropa, Südamerika
verwendeter Pflanzenteil: Schale
Gewinnung: Pressung der Schalen
Inhaltstoffe: Citral (4,5-8,4 %), Bisabolen, Terpene, Limettin
Symptome: Resignation, Depression, Infektion

Wirkung: Limette wirkt sehr erfrischend, aufmunternd und antidepressiv, hautstraffend, antiseptisch.

Die aus der Karibik stammende Zitronenfrucht hat eine deutlich herbe Note. Ihr ätherisches Öl erheitert, erfrischt bei Müdigkeit und Lethargie, regt das kreative Denken an und hilft gegen Teilnahmslosigkeit. Wegen seiner natürlichen desodorierenden Wirkung wird das Öl gern Duschgels, Desodorants, Mundwässern und erfrischenden Körperölen beigemischt. Ähnlich wie das Lemongras beugt auch Limettenöl durch seine antiseptische und antivirale Wirkung Ansteckungskrankheiten vor.

Majoran
origanum majorana

Charakteristik: gewürzhaft, aromatisch-holzig, kampferartig
Familie: Lippenblütler
Vorkommen: Europa, Afrika, Indien
verwendeter Pflanzenteil: ganze Pflanze
Gewinnung: Wasserdampfdestillation, Ausbeute 0,3-0,4 % Oleum Majoranae
Inhaltstoffe: Terpene (40 %), Terpineol
Symptome: Nervosität, Muskel- und Nervenschmerzen, Zahnschmerzen, Ängstlichkeit, Erkältungen, Stirnhöhlenerkrankungen

Wirkung: Majoran hilft bei psychischen Problemen nach einem Todesfall, bei Leid und Trauer, bringt das Gleichgewicht wieder zurück.

Dieses beliebte Küchenkraut wird in ganz Europa in den Gärten angebaut. Das ätherische Öl aus den oberen Teilen des blühenden Krauts ist bekannt für seine stark beruhigende und wärmende Eigenschaft, die man sehr gut bei Menstruationsbeschwerden und Verdauungsbeschwerden einsetzen kann. Majoranöl ist eines der bestwirkenden Aromaöle gegen schmerzhafte Verkrampfungen der Muskeln, Muskelkater, Verstauchungen, Zerrungen und steife Gelenke. Es ist gefäßerweiternd und hilft deshalb bei hohem Blutdruck, manchen Formen von Migräne sowie Kopfschmerzen. Auf die Seele wirkt Majoranöl ebenfalls sanft entspannend, besonders wenn Kummer und Leid an die Nerven gehen. Majoran gilt als anaphrodisisch, er kann also den Geschlechtstrieb dämpfen.

Mandarine

citrus mandurensis

Charakteristik: süß, blumig, frisch
Familie: Rautengewächse
Vorkommen: Südeuropa, Südamerika
verwendeter Pflanzenteil: Schale
Gewinnung: Pressung der Schalen
Inhaltstoffe: Limonen (etwa 94 %), Citral, Decylaldehyd
Symptome: welke Haut, Faltenbildung, Überforderung, Appetitlosigkeit

Wirkung: Mandarine erhellt den grauen Alltag, hilft routinemäßige Tätigkeiten klarer zu betrachten und mit mehr Freude zu verrichten; gut nach Krankheiten und seelischen Krisen, beliebt bei Kindern, hilft bei schulischer Überforderung.

Der frische, spritzige, süß-fruchtige Duft der Mandarine ist besonders für sensible und empfindliche Menschen geeignet. Wie alle Essenzen aus der Familie der Zitrusfrüchte besitzt auch das ätherische Öl der Mandarine die heitere Kraft der mediterranen Sonne. Diese Energie stimuliert das Gemüt sofort und verhilft Menschen in Stimmungstiefs zu mehr heiterer, spielerischer Gelassenheit. Für überaktive Kinder ist Mandarine ein Duft zum besseren Einschlafen. Er regt außerdem Appetit und Verdauung an.

Melisse

melissa officinalis

Charakteristik: frisch-zitronenartig mit blumiger Nachnote
Familie: Lippenblütler
Vorkommen: Europa, Amerika, Asien
verwendeter Pflanzenteil: frisches, blühendes Kraut
Gewinnung: Wasserdampfdestillation, Ausbeute ca. 0,1 % Oleum Melissae, aus 10.000 kg wird ein Liter Melissenöl gewonnen
Inhaltstoffe: Geraniol (12 %), Linalool (14,2 %), Citronellol (8,2 %), Citronellal (3,9 %), Citral (1 %)
Symptome: Pickel, Insektenstiche, Schlaflosigkeit, Prüfungsangst, Asthma, Erbrechen, Allergien, Kopfschmerzen, Fieber

Wirkung: Melisse hilft gegen Albträume, bei Stress, Überreizung, Migräne und Depressionen. Melissenöl macht das Herz heiter und fröhlich und stärkt die Lebensgeister.

Die Melisse ist eines der ältesten und wissenschaftlich am besten erforschten Pflanzenheilmittel. Seine Heilkraft ist schon seit über 1.000 Jahren bekannt. Bei uns wird die Pflanze mit ihrem zitronigen, sonnigwarmen Duft als Antistressmittel geschätzt. Das Öl hilft nicht nur bei seelischen Stresssymptomen wie Kopfweh, Schlaflosigkeit und Nervosität, sondern auch bei stressverursachten körperlichen Beschwerden: bei Magen-Darm-Problemen ebenso wie bei Menstruationskrämpfen oder Herzbeschwerden.

Muskatnuss

myristica fragrans

Charakteristik: warm und würzig
Familie: Myrtengewächse
Vorkommen: Südamerika, Java, Borneo, Sumatra, Indien
verwendeter Pflanzenteil: Samenkern
Gewinnung: Wasserdampfdestillation der zerstoßenen Nuss, aus 7-13 kg Nüssen wird ein Liter Muskatnussöl gewonnen
Inhaltstoffe: Camphen, Geraniol, Eugenol, Terpineol, Pinen, Dipenten
Symptome: rheumatische Beschwerden, Muskelschmerzen, Hexenschuss

Wirkung: Muskatnuss stärkt die Willenskraft, hilft bei Entschlusslosigkeit und Apathie, wirkt anfeuernd, stärkt die Widerstandskraft bei Kälte.

Das ätherische Öl der Muskatnuss ist ein wärmendes, anregendes Gewürzöl, das schon lange auch als bewusstseinsverändernde Droge dient. In richtiger Dosierung kann es sehr gut zu Entspannung und geistiger Klarheit verhelfen. Man sagt dem Öl sogar nach, dass es, bei Nacht in der Duftlampe verwendet, die Träume positiv beeinflusst. Die körperlich wärmende Wirkung von Muskatnussöl ist der des Zimtöls sehr ähnlich. Es hilft bei Muskelschmerzen und Rheuma, außerdem stärkt es bei Erschöpfung und Kreislaufproblemen. Als Mittel gegen Koliken, Blähungen, Übelkeit und Durchfall wird es ebenso verwendet.

Myrrhe

commiphora myrrha

Charakteristik: streng und bitter
Familie: Burseragewächse
Vorkommen: Arabien, Afrika (Somalia)
verwendeter Pflanzenteil: wild wachsendes Gummiharz
Gewinnung: Extraktion mit anschließender Wasserdampfdestillation aus dem Harz
Symptome: antiseptisch, entzündungshemmend

Wirkung: Myrrhenöl wirkt stimulierend, steigert das Wohlbefinden, wirkt bei Depressionen, ideal für die Mundpflege, regt die Gebärmuttertätigkeit an.

Diese Essenz mit ihrem mystisch anmutenden Duft entsteht aus dem Harz einer in der arabischen Wüste wachsenden Pflanze. Myrrhenharz wurde bereits in biblischen Zeiten für zeremonielle Räucherungen benutzt. Wegen seiner antiseptischen Wirkung diente es auch zum Einbalsamieren der Toten. In der modernen Aromatherapie verwendet man die ätherische Myrrhenessenz bei Wunden im Mund, bei Husten und zur Pflege reiferer Haut. Myrrhenöl synchronisiert die beiden Gehirnhälften und erleichtert den Zugang zur geistigen Welt, z.B. durch Meditation.

Myrte

myrtus communis

Charakteristik: aromatisch, frisch, leicht krautig
Familie: Myrtengewächse
Vorkommen: Mittelmeerraum
verwendeter Pflanzenteil: Blätter, blühende Zweigspitzen
Gewinnung: Wasserdampfdestillation
Symptome: Bronchialkatarrh, Angst, Mutlosigkeit

Wirkung: Myrtenöl wirkt schleimlösend, antiseptisch, antidepressiv, inspirierend, stärkend; stimmt harmonisch, reinigt die Aura.

Der Myrtenstrauch ist ein typisches Gewächs der mediterranen Macchia. Als Symbol der Reinheit werden die Zweige dieser alten Mysterienpflanze bis heute in Brautkränze verwoben. Ätherisches Myrtenöl entsteht durch Destillation der jungen Blätter, Zweige und Blüten des Strauches. Der frische, krautige Duft gilt als antiseptisches Mittel zur allgemeinen Immunstärkung und Behandlung von Erkältungen und Wunden. Geistig-seelisch hat Myrtenöl eine stark reinigende, klärende Kraft, die man gut in Situationen einsetzen kann, in denen es um das Loslassen von der Materie geht. Myrtenöl hat auch in der Sterbebegleitung einen festen Platz.

Nelke

eugenia carophyllata

Charakteristik: aromatisch-holzig, warm, süßlich
Familie: Myrtengewächse
Vorkommen: Indien, Madagaskar, Sansibar
verwendeter Pflanzenteil: trockene Blütenknospen des Gewürznelkenbaumes
Gewinnung: Wasserdampfdestillation, Ausbeute 16-19 % Oleum Caryophyllorum
Inhaltstoffe: Eugenol (70-90 %), Aceteeugenol (2-10 %), Vanillin
Symptome: Zahnschmerzen, Inscktcnstichc, Darmbeschwerden, Durchfall

Wirkung: Die Nelke wirkt sexuell anregend, geburtsfördernd, wärmend, krampflösend und keimtötend.

Nelken galten früher als Wunderheilmittel. Zahnärzte benutzten das stark antiseptische Nelkenöl wegen seiner schmerzstillenden Substanz Eugenol; auch Mundwässern und Zahnpasta wird es gern beigegeben. Nelkenessenz wirkt bei Magen-Darm-Beschwerden wie Durchfall und Blähungen, bei ausbleibender Menstruation ebenso wie gegen Krätze. Sie hilft auch bei nachlassender Konzentration.

Neroli

citrus bigaradia

Charakteristik: warm, süßlich, blumig an die Blüte erinnernd
Familie: Rautengewächse
Vorkommen: Südeuropa, Afrika
verwendeter Pflanzenteil: Blüten
Gewinnung: Wasserdampfdestillation, Ausbeute max. 0,1 % Oleum Aurantii Florum
Inhaltstoffe: Ocimen, Pinen, Camphen, Dipenten, Linalool, Terpineol, Geraniol, Nerol, Nerolidol, Farnesol, Jasmon, Eugenol
Symptome: Pickel, kleinere Wunden, Abschürfungen, Wahrnehmungsprobleme, Depressionen, Hysterie

Wirkung: Neroli hilft bei seelischen Schocks, Schlaflosigkeit, nervösen Spannungen, lässt Angst verschwinden (vor Prüfungen).

Von Neroli, dem Öl aus den Blüten des Bitterorangenbaumes, sagt man, es sei der eingefangene Sonnenschein. In der Tat kann dieses natürliche Antidepressivum die Stimmung erhellen, Ängste abbauen und die Psyche wieder für die heiteren Seiten des Lebens öffnen. Der blumig-süße Neroliduft soll auch die Regeneration der Hautzellen anregen und reife Haut verjüngen. Bei Kopfschmerzen, Schlaflosigkeit und nervösen Beschwerden ist Neroli ein guter Besänftiger. Als „Schocköl" kann Neroli bei der Verarbeitung schlimmer Erfahrungen helfen.

Niaouli

melaleuca virdiflora

Charakteristik: strenger, würziger, kampferartiger Geruch
Familie: Myrtengewächse
Vorkommen: Australien, Philippinen, Malaysia
verwendeter Pflanzenteil: Blätter
Gewinnung: Wasserdampfdestillation, Ausbeute ca. 2 % ätherisches Öl
Inhaltstoffe: Cineol (50-60 %), Eukalyptol, Terpineol, Pinen, Limonen
Symptome: Brandwunden, Entzündungen, akuter Schnupfen, Halsschmerzen, Würmer, Keuchhusten, Rheuma

Wirkung: Niaouli klärt unsere Gedanken.

Wie der Cajeputbaum entstammt auch der Niaoulibaum der großen Familie der Myrtengewächse. Schon der eukalyptische Duft des aus den Blättern gewonnenen ätherischen Öls verrät, dass es sich um ein stimulierendes Heilmittel handelt. Vor allem für Haut und Atemwege ist Niaouli ein Segen. Dieses sehr stark entzündungshemmende Öl beugt Erkältungen vor, lässt bei Nasenhöhlenentzündungen befreit durchatmen und ist zugleich hautfreundlich, weshalb man damit sehr gut Wunden reinigen und Furunkel und Akne behandeln kann.

Orange süss

citrus aurantium var. dulcis

Charakteristik: frisch, fruchtig, süß
Familie: Rautengewächse
Vorkommen: Nordamerika, Südamerika, China, Südeuropa, Israel
verwendeter Pflanzenteil: Schale
Gewinnung: Kaltpressung, Ausbeute 0,4-0,5 % ätherisches Öl
Inhaltstoffe: Limonen, Citral, Citronellal
Symptome: Schwermut, Appetitlosigkeit, Zellulitis, Stress, Herzklopfen, Nervosität

Wirkung: anregend und harmonisierend

Das Öl aus der Schale der Süßorange ist eines der beliebtesten und am einfachsten zu handhabenden Aromaöle – ein optimales „Einsteigeröl" also. Orangenwasser oder -tee war schon bei den „alten" Römern ein Hausmittel gegen Verdauungsprobleme und den Kater am „Morgen danach". Auch das ätherische Öl wird heute von Aromatherapeuten gegen Magen-Darm-Beschwerden empfohlen. Häufiger verwendet man es jedoch zur Hautpflege und zur Massage bei Bindegewebsschwäche. Seelisch ist Süßorangenöl ein klassisches Antidepressivum.

Orange bitter

citrus aurantium amara

Charakteristik: frisch, fruchtig
Familie: Rautengewächse
Vorkommen: Israel, Südamerika, Südeuropa
verwendeter Pflanzenteil: Schale
Gewinnung: Kaltpressung, Ausbeute 1-2,5 % Oleum Aurantii Corticis
Inhaltstoffe: Limonen, Citral, Citronellal
Symptome: Appetitlosigkeit, Blähungen, Magen- und Darmkrämpfe, Nervosität

Wirkung: Der Unterschied zwischen Orangenöl süß und bitter ist lediglich die unterschiedliche Verteilung der Wirkstoffe. Das Aroma von Orange bitter ist jedoch etwas delikater.
In der Wirkung sind beide Öle fast ident.

Die Bitterorange, auch Pomeranze genannt, gilt als die Urform der Orangen. Aus ihr entstanden durch Veredelung die viel bekannteren Süß- und Blutorangen. Das Bitterorangenöl entsteht durch Kaltpressung der Fruchtschalen. Die Wirkung des ätherischen Öls ähnelt der von Süß- und Blutorangen. Alle Sorten stärken das Herz und das Gemüt, vertreiben dunkle Gedanken und öffnen für die lichtvollen Seiten des Lebens. Körperlich beruhigt das Öl der Bitterorange Herz und Kreislauf und hilft gegen Durchfall und Schlafstörungen. In Massageölen soll es gegen Orangenhaut wirken.

Origanum

origanum vulgare

Charakteristik: frisch, holzig, stark aromatisch
Familie: Lippenblütler
Vorkommen: Afrika, Europa, Asien
verwendeter Pflanzenteil: ganzes Kraut
Gewinnung: Wasserdampfdestillation, Ausbeute 0,15-0,4 %
Inhaltstoffe: Thymol, Carvacrol (bis ca. 68 %), Pinen, Cymol
Symptome: Rheuma, Keuchhusten, Läuse, Ausbleiben der Menstruation, Zellulitis, Magenschwäche, Asthma

Wirkung: Origanum wirkt beruhigend und ausgleichend, gibt neuen Mut und frische Kraft, enthält stark keimtötende Essenzen.

Origanum, auch „wilder Majoran“ genannt, ist mit dem echten oder Gartenmajoran eng verwandt und wächst wild in den warmen Mittelmeerländern. Vor allem die südeuropäische Küche ist von diesem äußerst beliebten Gewürzkraut geprägt. Das ätherische Öl aus Origanum ist allerdings mit Vorsicht zu genießen. Es gehört zwar zu den stark antiseptischen Aromamitteln mit guter Wirkung auf Infektionen, Magen und Appetit, trotzdem gibt es bessere Alternativen.

Petitgrain

citrus bigaradia

Charakteristik: holzig, frisch-blumig, etwas süßlich
Familie: Lippenblütler
Vorkommen: Malaysia, westindische Inseln, Paraguay
verwendeter Pflanzenteil: Blätter, Zweigspitzen, unreife Früchte
Gewinnung: Wasserdampfdestillation, Ausbeute 0,2-0,25 % Oleum Petitgrain
Inhaltstoffe: Ocimen, Camphen, Pinen, Dipenten, Limonen, Citronellol, Phenole
Symptome: Depressionen, Hautprobleme, Nervosität, Unruhe, nervöse Verdauungsstörungen, Enttäuschung

Wirkung: Petitgrain wirkt sexuell anregend, entspannt und bringt Ruhe nach einem harten Arbeitstag, auch bei Migräne zu verwenden.

Früher wurde Petitgrain, übersetzt „kleiner Samen“, aus den unreifen Früchten einiger Zitrusbäume gewonnen. Heute nimmt man dafür die Blätter und Zweige von Orangen, Zitronen- oder Mandarinenbäumchen. Das ätherische Petitgrainöl duftet frisch, fruchtig, mit einer klaren Ausstrahlung. Es wirkt beruhigend, antidepressiv und stärkt die Konzentration.

Palmarosa
cymbopogon martini

Charakteristik: erinnert an Geranium und Rose
Familie: tropische Gräser
Vorkommen: Ostindien, Nepal
verwendeter Pflanzenteil: Gras und Blüten
Gewinnung: Wasserdampfdestillation
Inhaltstoffe: Linalool, Geraniol, Geranyl
Symptome: Nervosität, Schwitzen, Körpergeruch, empfindliche Haut

Wirkung: Palmarosa entspannt bei starker nervlicher Belastung, hilft den Alltag zu bewältigen – erfrischend, desodorierend, feuchtigkeitsspendend, hautregulierend.

Palmarosa ist ein tropisches Duftgras aus derselben Familie wie Lemongras und Citronellagras. Der blütig-würzige und süßliche Duft des preiswerten und ergiebigen ätherischen Öls ähnelt ein wenig dem der Rose. Wegen seines angenehmen Dufts und seiner antiseptischen und Schweiß regulierenden Eigenschaft verwendet man Palmarosaöl bei Grippe mit hohem Fieber, aber auch als Desodorant bei Körpergeruch und starkem Schwitzen. Weil es zusätzlich ein sehr hautfreundliches, hautpflegendes Öl ist, wird es häufig als milder Zusatz in Ölen zur täglichen Pflege empfindlicher Haut verwendet.

Patchouli
pogostemon patchouli

Charakteristik: erdig, balsamisch-süßlich, aromatisch-würzig
Familie: Lippenblütler
Vorkommen: Malaysia, westindische Inseln, Paraguay
verwendeter Pflanzenteil: Blätter des Strauches
Gewinnung: Wasserdampfdestillation, Ausbeute bis 3,5 % Oleum Foliorum Patchouli
Inhaltstoffe: Patchoulen, Patchoulol, Azulen, Guajen, Eugenol
Symptome: Hämorrhoiden, unreine Haut, Juckreiz, Hautrisse, Abschürfungen, fettes Haar, Schuppen, Motten

Wirkung: Patchouli hilft gegen Depressionen und wirkt erotisierend.

Die Blätter des in Südostasien heimischen Patchoulistrauchs liefern die Substanz für diesen erdig-schweren, modrig-süßen, sehr exotischen Duft. Patchouliöl wirkt antiseptisch und ist wundheilend, hautfreundlich und pilztötend und deshalb ein ausgezeichnetes Hautpflegemittel für rissige, entzündete und reife Haut, auch bei Pilzbefall. Viele Menschen schätzen die psychische Wirkung von Patchouli: Es ist ein Entschlossenheit und Kraft spendender Duft, der Mut macht, neue Wege zu gehen, und Zufriedenheit und Sicherheit vermittelt.

Pfeffer schwarz

piper nigrum

Charakteristik: holzig-würzig, an das Gewürz erinnernd
Familie: Pfeffergewächse
Vorkommen: Indien, Ceylon, Amerika
verwendeter Pflanzenteil: Samen (Korn)
Gewinnung: Wasserdampfdestillation, Ausbeute 1,0-2,6 % Oleum Piperis
Inhaltstoffe: Pinen, Piperonal, Citral, Limonen, Thujen, Camphen
Symptome: Muskelschmerzen, bei Rheuma- und Arthritisschmerz, ideal auch bei Sportlern vor dem Sport

Wirkung: Pfeffer schwarz wirkt bei Antriebsschwäche, gegen Lustlosigkeit und Trübsinnigkeit.

Das ätherische Öl aus dem schwarzen Pfeffer entsteht durch Destillation der Samen des Pfefferstrauchs. Es hat stark wärmenden Charakter auf allen Ebenen, wirkt krampflösend und entzündungshemmend und hilft bei Husten, Schnupfen, Heiserkeit ebenso wie bei kalten Füßen, Rheuma und Muskelkater. Wegen seiner verdauungsfördernden Eigenschaft verwendet man es auch bei Magenverstimmungen. Wenn den Menschen innerlich fröstelt, beispielsweise aus Enttäuschung, Ängstlichkeit und Schüchternheit oder bei Depressionen, kann dieses Öl Wärme, Mut und Energie schenken.

Pfefferminze

mentha piperita off.

Charakteristik: frisch, leicht scharf
Familie: Lippenblütler
Vorkommen: Europa, Amerika, Ägypten
verwendeter Pflanzenteil: Blätter
Gewinnung: Wasserdampfdestillation, Ausbeute 1,6-1,7 % Oleum Menthae piperitae
Inhaltstoffe: Pinen, Limonen, Terpinen, Phellandren, Menthol, Neomenthol, Menthylacetat, Thymol, Carvacol, Cineol
Symptome: schlechter Mundgeruch, Kopfschmerzen, Mückenstiche, Migräne, Entzündungen der Nasennebenhöhlen, Rheuma

Wirkung: Pfefferminze aktiviert das Gehirn und verhilft zu einem klaren Kopf, wird in Grippezeiten zur Luftreinigung eingesetzt, wirkt sehr erfrischend.

Die Pfefferminze wächst überall auf der Welt. Ihr ätherisches Öl ist ein sehr schnell wirkendes Universalmittel und gehört deshalb in jede Hausapotheke. Es hilft bei psychischem Schock und drohender Ohnmacht ebenso wie bei Kopfschmerz, Erkältung und Grippe. Seine entkrampfenden, schmerzstillenden Substanzen wirken außerdem bei Magen-Darm-Beschwerden, Muskelkater, Hexenschuss und Prellungen.

Rose
rosa damascena

Charakteristik: blumig, frisch
Familie: Rosengewächse
Vorkommen: Türkei,Bulgarien, China
verwendeter Pflanzenteil: Blüten
Gewinnung: Wasserdampfdestillation, Ausbeute ca. 0,02 % Oleum Rosae
Inhaltstoffe: Phenyläthylalkohol, Geraniol (ca. 30-40 %), Nerol (5-10 %), Citronellol, Linalool, Eugenol, Farnesol
Symptome: Depressionen, Krämpfe, Nervosität, Schwangerschaftsstreifen, Hautpflege aller Hauttypen

Wirkung: Rosenöl wirkt erotisierend, gegen Kummer, stellt eine warme, weiche Atmosphäre her, lässt uns die Alltagslast leichter ertragen.

Das Öl der Damaszener Rose kommt meist aus Bulgarien oder der Türkei. Bulgarisches Rosenöl ist eine edle Rarität – das feinste und teuerste Rosenöl, das noch reichhaltiger duftet als das türkische. Die Damaszener-Rosen-Essenz wirkt besonders antiseptisch und wundheilend und ist gleichzeitig eines der Öle mit der geringsten Giftigkeit – eine ideale Essenz für Babypflege, Schwangerschaft und Geburt. Geistig-seelisch ist dieses Öl eines der schönsten Geschenke der Natur. Es heilt emotionale Wunden, öffnet für Liebe und Menschlichkeit und verhilft zu tiefer Zuneigung und zum Verzeihen.

Rosenholz
aniba rosaeodora

Charakteristik: blumig, rosig, mit warmer, holziger Note
Familie: Lorbeergewächse
Vorkommen: Brasilien
verwendeter Pflanzenteil: Stamm (Holz)
Gewinnung: Wasserdampfdestillation
Inhaltstoffe: Linalool (bis zu 85 %), Terpineol, Cineol (6 bis 10 %)
Symptome: raue, rissige Hände und Füße, Schwangerschaftsstreifen, Krämpfe, trockene und müde Haut

Wirkung: Rosenholz gleicht Geist und Seele aus, entspannt bei Stress, vertreibt negative Gedanken und löst seelische Blockaden.

Rosmarin

rosmarinus officinalis

Charakteristik: würzig, anregend, leicht kampferartig
Familie: Lippenblütler
Vorkommen: Frankreich, Spanien, Tunesien, Italien
verwendeter Pflanzenteil: ganze Pflanze
Gewinnung: Wasserdampfdestillation, Ausbeute 1-2 % Oleum Rosmarini
Inhaltstoffe: Pinen, Camphen, Borneol, Cineol
Symptome: Entzündungen, Brandwunden, Gelenksschmerzen, Menstruation, Stress, Übermüdung, nach übermäßigem Alkoholgenuss

Wirkung: Rosmarin hilft bei geistiger Überanstrengung, stärkt das Erinnerungsvermögen, ruft ein Gefühl der geistigen Klarheit hervor.

Der schon in der Antike bekannte Rosmarin war jahrhundertelang die Pflanze für rituelle, reinigende Räucherungen. Heute schätzt man die wärmende, stark belebende und durchblutungsfördernde Kraft dieser mediterranen Heil- und Gewürzpflanze in Küche, Medizin und Kosmetik. Ätherisches Rosmarinöl wirkt stark anregend auf Kopf, Herz und Kreislauf, hilft beim Abbau von Lymphstau und Ödemen und ist ideal für Sportmassagen und zur Einreibung bei Rheuma, Gicht und Muskelschmerzen. Geistig-seelisch aktiviert die Essenz die „Ichkräfte“: Sie stärkt die Durchsetzungskraft.

Salbei

salvia officinalis

Charakteristik: krautig-süßlich, herb, frisch
Familie: Lippenblütler
Vorkommen: Europa
verwendeter Pflanzenteil: ganze Pflanze
Gewinnung: Wasserdampfdestillation, Ausbeute 1–2 % Oleum Salviae
Inhaltstoffe: Borneol (7-16 %), Thujon (41-61 %), Cineol, Kampfer
Symptome: Zahnfleischprobleme, Mundgeruch, Hauterkrankungen, Abschürfungen, Insektenstiche, rheumatische Beschwerden, Ausfluss, Leberschwäche

Wirkung: Salbei hilft sehr gut bei der Raumklimareinigung, belebt die Sinne und schärft das Gedächtnis.

Diese altbekannte Heil- und Küchenpflanze symbolisiert Kraft, Vitalität und langes Leben. Sie hat einen besonderen Bezug zu Hals, Kehle, Stimme und im übertragenen Sinn auch zu den Themen „Ausdruckskraft“ und „Kommunikation“. Ätherisches Salbeiöl ist ein bewährtes Hausmittel bei Husten und Heiserkeit, Zahnfleischentzündung oder Asthma. Durch seine östrogenähnliche Wirkung kann es auch den weiblichen Zyklus regulieren.

Sandelholz

santalum album

Charakteristik: nicht sehr stark, doch haftfest, balsamisch-holzig, leicht animalisch
Familie: Sandelholzgewächse
Vorkommen: Indien und auf den Inseln des indischen Ozeans
verwendeter Pflanzenteil: entrindetes Holz
Gewinnung: Wasserdampfdestillation, Ausbeute 5–6 %
Inhaltstoffe: Santalol (ca. 90 %), Santen, Santalen, Teresantalol, Santeneon, Santalon, Santalal
Symptome: Ekzeme, unreine Haut, Abschürfungen, Erkältung, Impotenz

Wirkung: Sandelholz hilft bei Depressionen, wirkt euphorisierend, schenkt Ruhe und Zufriedenheit.

Aus dem Kernholz der als heilig geltenden ostindischen Sandelholzbäume wird das ätherische Sandelholzöl gewonnen, das ein altes ayurvedisches Heilmittel ist. Trotz seiner unbestrittenen körperlichen Wirkung als krampflösendes, harntreibendes Antiseptikum bei Infektionen der Harnwege und Geschlechtsorgane nutzt man es überwiegend im geistig-emotionalen Bereich. Sein weicher, balsamisch-süßer Duft wirkt antidepressiv und entspannend bei Angst, Unruhe, Stress und Schlaflosigkeit. Die gern in Anspruch genommene aphrodisierende Wirkung wurde wissenschaftlich belegt.

Tannenzapfen

abies alba

Charakteristik: kräftig, würzig-grün, harzig-frisch
Familie: Nadelgehölze
Vorkommen: Europa, Russland
verwendeter Pflanzenteil: Zapfen
Gewinnung: Wasserdampfdestillation
Symptome: Wunden, Husten, Bronchitis, Kreislaufprobleme, Durchblutungsstörungen

Wirkung: Tannenzapfenöl reinigt die Luft, gibt Kraft und stärkt das Selbstvertrauen, wirkt schleimlösend und antiseptisch, exzellentes Saunaöl.

Das ätherische Öl von Tannenzapfen entsteht durch Destillation der Zapfen der hauptsächlich in Österreich wachsenden Weißtanne. Viele Menschen schätzen den würzig-grünen, waldigen Harzduft, weil er das Gefühl eines Waldspaziergangs vermittelt. Automatisch holt man dabei tiefer Luft. Tannenzapfenöl mit seiner antiseptischen, schleimlösenden und durchblutungssteigernden Kraft ist ein beliebtes Hausmittel gegen Erkältung und Muskelverspannung. Es reinigt die Atemwege. Geistig-seelisch bringt sein Duft frische, klare Gedanken, mehr Konzentration und ein behagliches Gefühl.

Teebaum
melaleuca alternifolia

Charakteristik: frisch, aromatisch, würzig
Familie: Myrtengewächse
Vorkommen: Australien
verwendeter Pflanzenteil: Blätter
Gewinnung: Wasserdampfdestillation, Ausbeute ca. 2 % ätherisches Öl
Inhaltstoffe: Cineol, Pinen, Terpinene, Cymol
Symptome: Infektionen aller Art, insbesondere der Atemwege, Pilzbefall, Herpes, Flechte, Läuse, Hühneraugen, Geschwüre, Insektenstiche

Wirkung: Teebaumöl hilft bei Konzentrationsschwäche und Entscheidungslosigkeit.

Der australische Teebaum zeichnet sich durch unvergleichliche Robustheit aus, die er an den Menschen weiterzugeben scheint. Tatsächlich hat das Teebaumöl eine fast schon legendäre keimtötende Wirkung, die sogar vier- bis fünfmal stärker sein soll als bei handelsüblichen Desinfektionsmitteln. Selbst gegen Pilze ist Teebaumöl eine hervorragende Waffe – bei gleichzeitiger hoher Hautverträglichkeit. Verantwortlich für die universelle Heilkraft und die vielen Einsatzmöglichkeiten für Haut, Haar, Schleimhaut und Immunsystem ist die einzigartige Kombination von über 40 Heilsubstanzen, die im Teebaumöl enthalten sind.

Thymian
thymus vulgaris

Charakteristik: krautig-frisch, stark
Familie: Lippenblütler
Vorkommen: Europa, Indien, Amerika
verwendeter Pflanzenteil: ganze Pflanze
Gewinnung: Wasserdampfdestillation, Ausbeute 2 bis 3 % Oleum Thymi
Inhaltstoffe: Pinen, Camphen, Terpinen, Linalool, Geraniol, Borneol, Caryophyllen, Thymol, Carvacrol
Symptome: Gelenks- und Muskelschmerzen, Haarausfall, Müdigkeit, Gicht, Keuchhusten, Tuberkulose, Stirnhöhlenentzündung, Rheuma, Warzen

Wirkung: Thymian verleiht Mut, stärkt Tatendrang und Mitgefühl.

Das griechische „thymos“ bedeutet sowohl „räuchern“ als auch „Mut“. Schon bei den Griechen stand Thymian für Mut und Tapferkeit, die Eigenschaften, die das ätherische Öl tatsächlich zu fördern scheint. Es stärkt die Ausdauer in schwierigen Lebenssituationen. Medizinisch ist Thymianöl ein ausgezeichnetes Mittel gegen Husten und Bronchitis, sogar gegen Keuchhusten. Ein weiterer Effekt: Es tötet Bakterien und Viren besser als viele Desinfektionsmittel, steigert die Abwehr gegenüber Infektionskrankheiten und wirkt antirheumatisch.

Verbena

verbena officinalis

Charakteristik: nicht näher beschrieben
Familie: Eisenkrautgewächse
Vorkommen: Südeuropa, Nordafrika (Marokko)
verwendeter Pflanzenteil: Blätter
Gewinnung: Wasserdampfdestillation
Symptome: Müdigkeit, Lustlosigkeit, Haut-, Muskel- und Gewebsprobleme

Wirkung: Verbena erfrischt das Gemüt und macht uns stark für den Tag, stärkt Haut, Muskeln und Bindegewebe (Geburt), ideal für Fußmassagen.

Um die Verbena, auch Zitronenverbene oder Zitronenstrauch genannt, gibt es viele Verwechslungen. Das relativ teure, spritzig-zitronig duftende Öl wird z. B. oft mit dem Lemongras verwechselt, das aber eine ganz andere Wirkung hat. Verbenaöl ist ein gutes Magen- und Darmmittel, hat Einfluss auf das vegetative Nervensystem und hilft mit seinem „hellen“ Duft bei Trauer und Depression.

Vetiver

vetiveria zizanioides

Charakteristik: süßlich, erdig, holzig
Familie: Graspflanzen
Vorkommen: Indien, Ceylon
verwendeter Pflanzenteil: Wurzel
Gewinnung: Wasserdampfdestillation, Ausbeute bis ca. 4 % Oleum Andropogonis
Inhaltstoffe: Vetiven, Vetivon, Vetivenole, Vetivensäure
Symptome: Angst, Magersucht, Altershaut, Nervosität

Wirkung: Vetiver bringt uns wieder in Verbindung zu unserem Körper und unserer Sexualität.

Das ätherische Öl des Vetivergrases entstammt den duftenden Wurzeln der Pflanze, die dafür extra ausgegraben werden muss. Dieser Prozess macht das dunkle, zähe Wurzelöl besonders teuer und entsprechend kostbar. Der eigenwillige, erdig-schwere, rauchige Duft ist sehr intensiv und lang anhaltend. Das ätherische Öl stärkt die Nerven und das Immunsystem, pflegt und regeneriert die Haut. Durch seine östrogenähnlichen Substanzen wirkt es auf die weiblichen Sexualorgane und soll sogar die Fruchtbarkeit anregen. Auf seelischem Gebiet erdet und zentriert Vetiver Menschen, die sich entwurzelt fühlen.

Wacholder

juniperus communis

Charakteristik: aromatisch, würzig, balsamisch-süß
Familie: Zypressengewächse
Vorkommen: Europa, Asien, Afrika
verwendeter Pflanzenteil: Beeren
Gewinnung: Wasserdampfdestillation, Ausbeute 0,8-2 % Oleum Juniperi
Inhaltstoffe: Pinen, Camphen, Cadinen, Terpinenol, Cymol, Borneol, Wacholderkampfer
Symptome: Ekzeme, unreine Haut, Abschürfungen, Hämorrhoiden, Gicht, Nierensteine, Diabetes, Blasenkatarrh, Rheuma

Wirkung: Wacholder klärt unsere Gefühlswelt, wirkt ausgleichend bei Stress und Angstzuständen, ideal bei Fastenkuren.

Wacholdersträucher sind seit der Antike sagenumwobene Gewächse. Die Germanen vertrieben damit böse Geister, im Mittelalter schützte der Rauch aus dem Verbrennen der Zweige vor Pest, und bei uns schätzt man die starke Reinigungs- und Entgiftungskraft der Pflanze im ganzen Stoffwechsel. Das ätherische Öl aus den Wacholderbeeren scheidet Giftstoffe aus dem Gewebe aus und wirkt dadurch gegen Hautleiden, Zellulitis, Rheuma, Gicht und Hexenschuss. Es wird auch bei Blasenentzündung eingesetzt. Mit dem Öl kann man Räume von negativen Schwingungen reinigen.

Weihrauch

boswellia carterii

Charakteristik: süß-holzig, balsamisch-würzig
Familie: Balsambaumgewächse
Vorkommen: Afrika
verwendeter Pflanzenteil: Harz des Baumes
Gewinnung: alkoholische Lösung – anschließend Wasserdampfdestillation, Ausbeute ca. 5-9 % Oleum Olibani
Inhaltstoffe: Limonen, Pinen, Dipenten, Phellandren, Cadinen, Camphen, Thuyen, Cymen, Borneol, Verbenol, Olibanol
Symptome: Husten, Bronchitis, Angstzustände, faltige Haut

Wirkung: Weihrauch bringt ein Gefühl der inneren Ruhe, fördert die Meditation, lindert bei Asthmatikern die Angst vor dem nächsten Anfall, wirkt außerdem desinfizierend, antibiotisch und verdauungsfördernd.

In der großen arabischen Wüste, dem „toten Viertel" Arabiens, gedeiht der Weihrauchstrauch, dessen Harz seit Jahrhunderten in vielen Kulturen als Räucherwerk für religiöse Zeremonien dient. Da das aus dem Harz gewonnene ätherische Öl gleichzeitig den Atem vertieft und den Geist klärt und zentriert, schafft es die ideale Voraussetzung zum Beten und Meditieren. Olibanumöl hat den Ruf, das Materielle und Feinstoffliche verbinden zu können. Es besitzt aber auch ganz profane Heilwirkungen, z. B. auf die reife Haut und auf Wunden. Auch Atemwegserkrankungen wie Asthma, Bronchitis und Schnupfen sind Anwendungsgebiete des ätherischen Öls.

Ylang-Ylang
cananga odorata

Charakteristik: blumig, würzig, voll und süßlich
Familie: Magnoliengewächse
Vorkommen: Philippinen, Indonesien, Madagaskar
verwendeter Pflanzenteil: Blüten
Gewinnung: Wasserdampfdestillation der im Frühsommer in den ersten Morgenstunden geernteten Blüten, Ausbeute ca. 1,5-2,5 % Oleum Anonae
Inhaltstoffe: Nerol, Farnesol, Nerolidol, Eugenol, Geraniol, Linalol, Safrol, Ylangol
Symptome: brüchige Nägel, Frigidität, Impotenz, Wechselbeschwerden, nach dem Sonnenbad, Schlaflosigkeit

Wirkung: Der Duft vertreibt Zweifel, Unruhe und Unsicherheit. Aufgestaute Gefühle wie Zorn oder Enttäuschung werden aufgelöst oder beruhigt. Das Öl verbreitet eine weiche, süße, erotische Stimmung.

Der Ylang-Ylang-Baum hat einen zweiten, bezeichnenden Namen: Parfumbaum. Seine großen gelben Blüten verströmen einen schweren, betörenden, blumig-süßen Duft, mit dem man automatisch Begriffe wie „Sinnlichkeit" und „Erotik" verbindet. Ylang-Ylang-Öl beruhigt die Nerven und euphorisiert zugleich; es ist ein hautfreundliches Öl, das man gern bei sensibler Haut einsetzt, aber auch bei Darminfektionen und Blähungen. In erster Linie aber lässt die Essenz Gefühle fließen und berauscht die Sinne. Als Aphrodisiakum benutzt man sie bei Angst und innerer Verkrampfung, auch bei Impotenz und Lustlosigkeit.

Ysop
hyssopus officinalis

Charakteristik: würzig
Familie: Lippenblütler
Vorkommen: Mittelmeer, Frankreich, Italien, Spanien, Tschechien, Slowakei
verwendeter Pflanzenteil: ganze Pflanze
Gewinnung: Wasserdampfdestillation, 100 kg ergeben ca. 2 kg reines Öl
Symptome: Husten, Bronchitis, Asthma

Wirkung: Ysop verbreitet ein angenehmes, wohliges Gefühl im Raum, stimmt uns ruhig, wirkt schleimlösend und als Badezusatz menstruationsfördernd.

Ysop ist eine würzig riechende Aromapflanze, die auch in unseren Kräutergärten wächst und dem Lavendel ähnlich sieht. Das Heilkraut enthält schleimlösende und stimulierende Substanzen, weshalb es seit Jahrhunderten erfolgreich gegen Husten, Bronchitis und Asthma eingesetzt wird. Auf geistig-mentaler Ebene wirkt Ysopöl kräftigend. Es erzeugt ein Gefühl von Wachheit und Klarheit, belebt die Nerven und schafft gleichzeitig ein Gefühl von Entspannung. Ein gutes Öl bei Konzentrationsschwäche und Meditation.

Zedernholz
juniperus virginiana

Charakteristik: holzig, balsamisch
Familie: Zypressengewächse
Vorkommen: Europa, Amerika, Afrika
verwendeter Pflanzenteil: Holz
Gewinnung: Wasserdampfdestillation, Ausbeute 2,5-3 % ätherisches Öl
Inhaltstoffe: Cedranol, Cedrol, Cedren, Cuparen, Terpen
Symptome: Insekten (besonders Motten im Kleiderschrank), Schwächegefühl, Harnwegsinfektion

Wirkung: Der balsamisch-holzige Duft wirkt bei starker Nervosität und Aufgewühltheit beruhigend, gibt sensiblen Menschen einen Schutzmantel der Sicherheit.

Zedern waren früher die Bäume der Weisheit und des Wissens. Ihr ätherisches Öl wird aus zwei botanischen Arten gewonnen – der „falschen Zeder" und der marokkanischen Atlaszeder. Beide Öle wirken antiseptisch und schleimlösend bei Atemwegsinfektionen. Zedernöl stärkt Nieren und Blase, wirkt beruhigend und regenerierend auf die Haut, weshalb es auch bei Akne eingesetzt wird. Auf die Psyche entfaltet die Essenz insgesamt eine stärkende Energie. Sie vermittelt Kraft, Mut, Klarheit, Stabilität und baut das Selbstbewusstsein auf. Sie ist auch in sehr vielen natürlichen Antimottenmitteln enthalten.

Zimt
cinnamomum ceylanici

Charakteristik: warm, süß, balsamisch-würzig
Familie: Lorbeergewächse
Vorkommen: Indien, Ceylon, Philippinen, Südamerika
verwendeter Pflanzenteil: Rinde, Blätter
Gewinnung: Wasserdampfdestillation, Ausbeute 1-1,5 % Oleum Cinnamomi
Inhaltstoffe: Zimtaldehyd (65-76 %), Cymol, Linalool, Furfurol, Eugenol, Caryophyllen
Symptome: Insektenstiche, blaue Flecken, Grippe, Erkältung, Durchfall, Impotenz, Läuse, Krätze, Schlangenbisse, Einfallslosigkeit

Wirkung: Zimt führt uns fehlende körperliche wie geistige Wärme zu, vermittelt ein einhüllendes, heimeliges Gefühl, hilft bei Gefühlskälte, Einsamkeit, Verkrampfung und Angst, unterstützt unsere Inspiration, wirkt zellerneuernd.

Der in ganz Asien verbreitete Zimtbaum liefert den Rohstoff für dieses ebenso alte wie beliebte Gewürz. Die beste Sorte kommt aus Ceylon. Zimtrindenöl ist sehr stark antiseptisch, durchwärmt und durchblutet den ganzen Körper und verströmt ein Gefühl von Wärme und Geborgenheit, ist allerdings hautreizend. Zimtblätteröl entspannt, entkrampft und hilft bei Magen-Darm-Krämpfen und verspannten Muskeln.

Zitrone

citrus limonum

Charakteristik: fruchtig, duftet unverwechselbar nach frischen Zitronen
Familie: Rautengewächse
Vorkommen: Italien, Indien, Israel, Südamerika
verwendeter Pflanzenteil: Schale
Gewinnung: Kaltpressung, Ausbeute: 3.000 Zitronen ergeben einen Liter ätherisches Öl
Inhaltstoffe: Pinen, Limonen, Phallandrin, Camphen, Linalol, Citral, Citronellal
Symptome: Krampfadern, fette Haut, Akne, Zellulitis, Hämorrhoiden, Schweißausbrüche, Erkältungskrankheiten

Wirkung: Zitrone wirkt luftreinigend (gegen Zigarettenrauch und Fischgeruch), kreislaufanregend, gibt gerade in der Winterzeit der Seele frischen Schwung und befreit sie von depressiven Stimmungen und Altlasten.

Die Zitrone gilt als gutes Heilmittel bei Verdauungsbeschwerden und bei Übersäuerung des Körpers. Gleichzeitig regt sie den Kreislauf an, kann Fieber senken und als Bestandteil von Mundspülungen das Zahnfleisch kräftigen. Der frische, belebende Duft des aus den Schalen kaltgepressten ätherischen Zitronenöls regt den Geist an, fördert die Konzentration, heitert auf und belebt. Trübes Öl mit unangenehmem Geruch auf keinen Fall mehr benutzen – Allergiegefahr! Zitronenöl ist außerdem sehr hautreizend und wirkt phototoxisch. Achten Sie auf die Dosierungsvorschriften, und nehmen sie nach einer entsprechenden Hautbehandlung nicht gleich ein längeres Sonnenbad.

Zypresse

cupressus sempervirens

Charakteristik: würzig, rauchig, holzig
Familie: Zypressengewächse
Vorkommen: Mittelmeerraum, Afrika
verwendeter Pflanzenteil: Nadeln und Zapfen
Gewinnung: Wasserdampfdestillation, Ausbeute ca. 0,9-1,2 % ätherisches Öl
Inhaltstoffe: Pinen, Camphen, Sylvestran, Cymen, Sabinol
Symptome: Fußschweiß, Hämorrhoiden, Gewebsschlaffheit, Zellulitis, Schuppen, Insekten

Wirkung: Zypressenöl erhöht die Konzentrationsfähigkeit, wirkt nervenstärkend und beruhigend, schleimlösend und venenstärkend.

In der Kosmetik

In der Kosmetik

Kosmetische Produkte, die unter Verwendung von ätherischen Ölen hergestellt werden, nennt man Aromakosmetik. Man hat festgestellt, dass ätherische Öle vom Körper über die Haut und die Haare aufgenommen werden können. Sie verteilen sich im Blutkreislauf, werden von den Lymph- und Zellflüssigkeiten, den Nervenbahnen und dem Fett- und Muskelgewebe aufgenommen und über die Lunge und die Nieren wieder ausgeschieden.
Schönheitspflege mit ätherischen Ölen versucht nicht nur, unerwünschte Symptome zu unterdrücken oder abzudecken, sondern geht die Probleme von der Wurzel her an. Diese „doppelte" Art der Kosmetik eignet sich hervorragend, bestimmte Hautprobleme langfristig zu beseitigen, da nicht nur von außen positiv beeinflusst, sondern auch die innere Balance wiederhergestellt wird.
Die Aromakosmetik ist die älteste Form der Schönheitspflege. Bereits vor Jahrtausenden haben sich Frauen mit ätherischen Wirkstoffen gepflegt.
Gerade in der heutigen Zeit, in der die Chemie immer stärker unseren Lebensraum zerstört, steigt das Verlangen nach Natur und natürlichen Produkten.
Diesen Weg zurück zur Natur geht man auch immer öfter in der Kosmetik.
Ätherische Öle haben als Wirkstoffe ein sehr breites Spektrum zur Lösung und Beseitigung der verschiedensten Probleme. Sie können:

- den Hauttonus anregen
- Entzündungen der Haut hemmen
- die Haut desinfizieren
- die Lymphe entstauen
- das Zell- und Gewebewachstum anregen
- das Pilzwachstum hemmen
- die Reflexzonen stimulieren
- den Energiefluss im Körper aktivieren
- die Muskulatur entspannen
- das Bindegewebe stärken
- den Hautzellstoffwechsel entgiften

Basisöle zum Mischen

Da ätherische Öle starke Konzentrate der Pflanzen sind, kann man diese nur bedingt pur auf die Haut auftragen. Deshalb ist es wichtig, für die Wirkung der ätherischen Öle gute Trägersubstanzen zu finden, da sie einerseits zu konzentriert sind, andererseits zusammen mit pflanzlichen Ölen (oder anderen angeführten Naturprodukten) besonders gut von der Haut aufgenommen werden können.
Im folgenden Register finden Sie die besten und wichtigsten Basen zum Mischen mit ätherischen Ölen. Wählen Sie einfach eine ihrem Hauttyp entsprechende aus:

Avocadoöl

Dieses Öl aus der Frucht des Avocadobaumes ist in seiner Beschaffenheit sehr stark unserem Hautfett ähnlich und wird daher sehr gut von der Haut aufgenommen, ohne einen hässlichen Fettfilm zu hinterlassen. Reich an Vitaminen wie z. B. A, B, D, E, H und K, enthält es zusätzlich noch Chlorophyll, Histidin und Lecithin. Avocadoöl ist besonders mild und macht die Haut angenehm weich. Wegen seiner nährenden Wirkung empfiehlt es sich besonders für die trockene, spröde und reifere Haut.

Jojobaöl

Jojobaöl ist ein sehr wertvolles Pflege- und Massageöl, das durch die erste Kaltpressung der Früchte des Jojobastrauches gewonnen wird. Chemisch gesehen, handelt es sich um nicht um ein Öl, sondern um flüssiges Wachs, das bereits bei Temperaturen unter 10 °C fest wird. Es gehört zu den wertvollsten Pflanzenölen der Naturkosmetik, dringt sehr gut in die Haut ein, pflegt, schützt und reguliert den Feuchtigkeitshaushalt. Außerdem hat es einen natürlichen Lichtschutzfaktor 3. Da es nicht fettet, verwendet man es gern für Gesicht und Dekolletee. Jojobaöl ist auch sehr gut zum Fixieren von ätherischen Ölen geeignet, daher verwendet man es zur Herstellung von Naturparfums.
Jojobaöl eignet sich für jeden Hauttyp, speziell zur Pflege von trockener Haut, spröden Lippen, trockener Kopfhaut mit Schuppenbildung oder zur

Pflege nach dem Sonnenbad, da es stark entzündungshemmend und feuchtigkeitsspendend ist. Einer der wesentlichen Vorteile von Jojobaöl ist, das es nicht ranzig werden kann und einen neutralen Eigengeruch hat. Bei Ausgrabungen in ägyptischen Pyramiden wurde Jojobaöl als Grabbeigabe gefunden – in sehr gutem, nicht ranzigem Zustand.

Maiskeimöl

Dieses Öl mit besonders hohem Nährwert eignet sich für irritierte Haut. Durch den hohen Gehalt an Vitamin A ist es für die Regeneration der Haut sehr wertvoll. Ein weiterer Vorteil liegt auch hier in der Haltbarkeit.

Mandelöl

Mandelöl ist das klassische Basisöl für die Massage. Es ist ein feines, leichtes und mildes Öl, das die Haut sanft pflegt, geeignet für jeden Hauttyp. Die Wirkung des Mandelöls ist beruhigend, reizmildernd und glättend. Es wird daher speziell in der Kinder- und Babypflege eingesetzt. Die Haltbarkeit beträgt jedoch nur zwei bis drei Monate! Aus diesem Grund sollte man Mandelöl mit Jojobaöl mischen oder durch die Beigabe von 25 % Weizenkeimöl konservieren.

Olivenöl

Kaltgepresstes Olivenöl hat sehr gute Heileigenschaften und wird für die Herstellung von Sonnenöl verwendet. Der einzige Nachteil von Olivenöl ist der gewöhnungsbedürftige Eigengeruch. Wesentlicher Bestandteil sind die essentiellen Fettsäuren mit einem Anteil von 65–70 %. Diese braucht die Haut, um ihre Geschmeidigkeit zu erhalten und widerstandsfähig gegen Umwelteinflüsse zu sein.

Sesamöl

Sesamöl wird durch Kaltpressung der Sesam-Samen gewonnen und ist ein zentrales Heilmittel im Ayurveda, der indischen Medizin. Es gilt als heilend, wärmend und entgiftend. Sesamöl enthält einen hohen Prozentsatz an essenziellen Fettsäuren (bis zu 48 % Linolsäure). Der Wirkstoff dieses Öls – Sesamöl – verhindert Oxidation und absorbiert UV-Strahlungen. Es ist daher ideal zur Herstellung von Sonnenöl geeignet. Man verwendet es bei allen Hautproblemen, rheumatischen Beschwerden und Durchblutungsstörungen. Nur beschränkt haltbar!

Sojaöl

Dieses Öl ist eines der nährreichsten und fettesten Öle, die es gibt. Daher nur für die normale und trockene Haut geeignet.

Macadamianussöl

Macadamianussöl wird durch Kaltpressung der in Australien und auf Hawaii wachsenden Macadamianüsse gewonnen. Es hat einen angenehmen, leicht nussigen Eigengeruch, reichlich Vitamine und Mineralien sowie einen sehr hohen Gehalt an Palmitoleinsäure (einem hauteigenen Stoff). Es wird als Ersatz von Nerzöl verwendet. Dieses hochwertige Pflanzenöl besitzt ein sehr gutes Spreitungsvermögen, zieht daher vollständig in die Haut ein und macht sie weich und geschmeidig, fettet nicht nach. Mit Macadamianussöl gepflegte Haut wird samtweich und geschmeidig.

Weizenkeimöl

Das dünnflüssige, goldgelbe Öl wird durch schonende Pressung frischer Weizenkeimlinge gewonnen. Es hat einen etwas strengen Eigengeruch, weshalb man es nur zur Anreicherung und Konservierung anderer fetter Öle benutzt. Der große Pluspunkt des Weizenkeimöls ist sein hoher Gehalt an Lecithin, Provitamin A, Vitamin E und D. Weizenkeimöl unterstützt die Muskel- und Drüsenfunktion, wirkt aufbauend und regenerierend auf die Haut, es findet daher in den letzten Jahren häufig Verwendung als Hautpflegemittel. Durch den hohen Gehalt an Vitamin E wird es nur langsam ranzig und dient daher als Konservierungsmittel natürlicher Hautpflegeprodukte. Besonders geeignet für die trockene, reife Haut sowie bei Ekzemen und Psoriasis.

Hagebuttenkernöl (Wildrosenöl)

Die lateinische Bezeichnung der Stammpflanze ist Rosa rubiginosa oder Rosa mosqueta, sie gehört zur Familie der Rosengewächse. Aus der lateini-

schen Bezeichnung entstehen oft Verwechslungen mit dem echten Rosenblütenöl aus der Rosa damascena, das aus den Rosenblüten gewonnen wird und wesentlich teurer ist.
Hagebuttenkernöl ist ein besonders wertvolles Basisöl, das eine hohe Konzentration an mehrfach ungesättigten Fettsäuren aufweist. So beträgt der Anteil an Linolsäure 40-50 % und der an Gamma-Linolensäure etwa 20 %. Hagebuttenkernöl wirkt nährend und glättend, es regt die Zellerneuerung an und ist daher speziell zur Pflege trockener, rissiger und reifer Haut geeignet. Man verwendet es auch zur Behandlung von Narben und Schwangerschaftsstreifen sowie zur Therapie bei Verbrennungen. Hagebuttenkernöl ist ein Radikalfänger und wirkt somit vorzeitiger Hautalterung entgegen.

Traubenkernöl

Traubenkernöl ist ein dünnflüssiges, leichtes Trägeröl, das schnell und tief in die Haut eindringt. Durch diese Eigenschaft kann es andere Wirkstoffe in tiefere Hautschichten einschleusen, um den Aufbau der Hautschichten qualitativ zu verbessern und zu stärken. Traubenkernöl zögert dadurch den sichtbaren Alterungsprozess der Haut deutlich hinaus. Es fettet nicht und hinterlässt auf der Haut einen seidigen Schimmer. Ideal geeignet für die Kombination mit Macadamianussöl.

Schwarzkümmelöl

Das aus Ägypten stammende Pflanzenöl wird durch die Kaltpressung der Samen gewonnen, die sich in mohnähnlichen Kapseln befinden. Es zeichnet sich durch den hohen Gehalt (bis zu 65 %) an mehrfach ungesättigten Fettsäuren aus und hat einen sehr starken, würzigen Eigengeruch.
Schwarzkümmelöl stabilisiert die Zellmembranen, wirkt entzündungshemmend, stimuliert das hauteigene Immunsystem und neutralisiert allergische Überreaktionen. Es wirkt antibakteriell und antimykotisch. Man verwendet es als Therapeutikum bei Entzündungen, Hautausschlägen, Juckreiz, Neurodermitis, allergischen Ekzemen, Hautmykosen und gegen Pilzkrankheiten. Bei Pilzerkrankungen jeglicher Art ist die Kombination mit Teebaumöl zu empfehlen.

Johanniskrautöl

Dieser ölige Auszug aus den Blättern des Johanniskrautes enthält Gerbstoffe und Hypericin. Johanniskrautöl findet vor allem bei empfindlicher Haut Verwendung, da es heilend wirkt und die Haut weich macht. Das Hypericin des Johanniskrautes wird in der Volksmedizin als Antidepressivum sehr geschätzt und ist bei Winterdepressionen als Trägeröl für Körperöle sehr beliebt. Bei Massagen setzt man es gezielt zum Aufbau der Wirbelsäule ein, um rheumatischen Problemen entgegenzuwirken.

Andere Basen zum Mischen

Um feste Cremen, Masken und Salben herzustellen, benötigt man auch andere Hilfsstoffe oder Emulgatoren. Bei der Herstellung sollte man jedoch unbedingt auf Vaseline und Paraffin verzichten. Diese Stoffe werden aus Erdöl gewonnen und haben in hochwertigen Produkten nichts verloren, es sind reine Kohlenwasserstoffverbindungen. Sie dringen nachweislich nicht in tiefere Hautschichten ein und verschließen die Poren der Haut. Die Folge: Rötungen, entzündete Talgdrüsen, Komedonenbildung, Stauungen, Hautgrieß etc. Zu empfehlen sind hingegen folgende Hilfsstoffe:

Lanolin (Wollwachs)

Aus Schafwolle wird das so genannte Wollwachs gewonnen, das auch unter der lateinischen Bezeichnung Adeps lanae im Handel ist. Es sollte pestizidfrei sein. Wollwachs wird auch oft als Lanolin bezeichnet, Lanolin ist allerdings schon weiterveredelt. Dieses Fett oder Wachs dient als Emulgator, hat aber auch pflegende Eigenschaften. Es macht die Haut weich und geschmeidig.

Bienenwachs

Wird aus den Waben der Bienenstöcke gewonnen. Es wird geschmolzen, gereinigt und verpackt. Es dient als Emulgator in einer Creme, festigt die Konsistenz und pflegt die Haut.

Lezithin

Aus Sojabohnen oder auch aus Weizenkeimen wird Lezithin gewonnen. Es reguliert den Feuchtigkeitshaushalt der Hautzellen, die selbst Lezithin enthalten. Es enthält das lebenswichtige Phaspatid, das zwischen den wässrigen Flüssigkeiten und dem Fett im Körper vermittelt. Lezithin hat die Eigenschaften eines Emulgators: Es reguliert die Durchlässigkeit der Zellwände und spielt damit für die Osmose eine wichtige Rolle.
Lezithin ist auch natürlicher Bestandteil von einigen Pflanzenölen wie z. B. Sesamöl, Weizenkeimöl oder Avocadoöl. Es wirkt als natürlicher Feuchtigkeitsfaktor auf der Haut.

Wirkstoffe

Die Wirkstoffe in der Naturkosmetik können verschiedensten Ursprungs sein. Es können Pflanzenextrakte, ätherische Öle oder auch extrahierte Heilstoffe in Pflanzenöl sein. Pflanzenextrakte sind alkoholische (in 90 % Weingeist) oder wässrige Auszüge aus getrockneten oder frischen Pflanzenteilen. Ätherische Öle sind nicht nur Wirkstoffe, sondern auch Farbstoffe (Azulen im Kamillenöl) und Konservierungsstoffe.

Ringelblumenöl

Ein in unseren Breiten sehr beliebter Wirkstoff ist das Calendulin aus der Ringelblume. Es wird als Ringelblumenöl eingesetzt. Die Herstellung von Ringelblumenöl ist relativ einfach. Man nimmt am besten Olivenöl oder Sonnenblumenöl, ein Marmeladeglas und getrocknete Blüten. Zuerst gibt man die getrockneten Ringelblumen in das Glas, dann kommt das Öl im Verhältnis 1:1 dazu. Die Blüten schwimmen auf dem Öl. Diesen Ansatz stellt man an einen sonnigen Platz. Nachdem die Blüten den öllöslichen Wirkstoff Calendulin an das Öl abgegeben haben, sinken sie zu Boden. Das Öl hat nun einen satten, dunkelgelben Farbton. Fertig ist das selbst hergestellte Ringelblumenöl. Dieses Öl eignet sich für verschiedenste Produkte. Die Ringelblume hat entzündungshemmende Wirkung, die bei Venenentzündungen, Hautreizungen und allen anderen Entzündungen am und im Körper seit Jahrhunderten sehr geschätzt wird.

Heilerde

Ein weiterer unverzichtbarer Wirkstoff in Naturkosmetik und Naturheilprodukten ist die Heilerde. Sie wird aus Löss gewonnen, ist als rotbraune, weiße oder grüne Heilerde erhältlich und dient als idealer Trägerstoff für ätherische Öle. Heilerde ist reich an Eisen, Silizium, Magnesium, Kalzium, Natrium, Kupfer und anderen Spurenelementen und Mineralien. Als Packung oder Maske auf die Haut aufgetragen, nimmt Heilerde Giftstoffe auf, die die Haut ausscheidet. Heilerde wirkt antibakteriell, desodorierend und austrocknend. Sie regt den Stoffwechsel an und übt einen Peeling-Effekt aus. Bei Problemhaut kann es vorerst zu einer Verschlimmerung kommen, als Zeichen der Ausschwemmung von Giftstoffen. Heilerde kann in geringen Dosen auch in Pflegepräparate eingearbeitet werden.

Hamamelisextrakt

Hamamelis ist auch unter dem Namen Zaubernuss bekannt und in fast jeder Apotheke als Tinktur oder Extrakt erhältlich. Durch den hohen Vitamin-P-Gehalt eignet sich Hamamelis ausgezeichnet zum Zusammenziehen von geplatzten Äderchen und hat außerdem noch ausgleichende, heilende und regenerierende Wirkung bei guten pH-Werten. In Kombination mit ätherischen Ölen verleiht es frisches Aussehen.

Agar-Agar

Dieses Pulver heißt auch japanische Gelatine und wird aus Meeresalgen gewonnen. Die besonders straffende und porenzusammenziehende Wirkung ist speziell für die fette Haut geeignet.

Eigelb

Ein Muss für die reife Haut, denn Eigelb kann die Haut verjüngen und Falten glätten.

Eiweiß

Eine Gesichtsmaske mit Eiweiß hat eine besonders stark porenzusammenziehende Wirkung, die müder Haut ein frisches und jugendliches Aussehen verleiht.

Haferflocken

Zu einer Maske verarbeitet, eignet sich dieses Getreide zur Reinigung fetter Haut. Kann auch als Peeling-Maske eingesetzt werden.

Honig

Reiner Bienenhonig ist das Schönheitsmittel schlechthin und eignet sich besonders zum Straffen und Festigen des Gewebes.

Milchprodukte

Die zahlreichen Vitamine der Milch wirken anregend auf die Zellneubildung, regulieren den Feuchtigkeitsgehalt der Haut und bauen den Säureschutzmantel wieder auf.

Weizenkleie

Weizenkleie ist reich an Vitaminen und hilft bei trockener, unreiner und rauer Haut. Die Kleie wirkt klärend und heilend und wird von der Haut besonders gut vertragen.

Kosmetik selbst zubereitet

Es spricht nichts gegen das „Selberrühren“ von Cremes, Masken etc. Die Produkte sollten aber keimfrei, sehr hygienisch und sauber produziert werden. Die Gefäße, mit denen gearbeitet wird, sollten immer trocken und staubfrei sein. Man macht die Gefäße keimfrei, indem man sie zweimal auskocht und anschließend mit reinem Weingeist (96 %ig) ausschwenkt. Wichtig ist, dass immer sehr sauber, wenn möglich unter keimfreien Bedingungen gearbeitet wird und dass Produkte ohne chemische Konservierung immer kühl gelagert werden. (Am besten sind sicher Laborbedingungen.) Dies ist unbedingt notwendig, um eine ausreichende Haltbarkeit zu gewährleisten. Professionelle Hersteller von Kosmetikprodukten haben auf Grund der großen Menge von Rohstoffen, die sie einkaufen, sicher bessere Voraussetzungen, wirklich reine Rohstoffe zu bekommen.
Ich rate eher zu neutralen Basisprodukten verschiedener Naturkosmetikhersteller.

Wichtige Ratschläge

- Für selbst produzierte Kosmetikprodukte verwendet man keine ätherischen Öle, die im Verdacht stehen, Hautreizungen auszulösen.
- Wir wählen die Essenzen aus nach dem Hautzustand und etwaigen Hautanomalien und nach der Ausstrahlung und psychischen Befindlichkeit. Ganz wichtig ist, nur ätherische Öle zu verwenden, die uns vom Geruch her gefallen.
- Wir stellen Mischungen her, die alle Komponenten gleichermaßen berücksichtigen. Ätherische Öle wirken ganzheitlich, haben immer einen körperlichen und einen psychisch wirksamen Aspekt.
- Um uns selbst vor einem Zuviel an ätherischen Ölen zu schützen, stellen wir bei der Körperpflege keine zusätzliche Duftlampe auf.
- Wir verwenden nur jene Essenzen, die wir selbst kennen gelernt haben, mit denen wir vertraut sind.

Einige Tipps zur Hautpflege

Damit unsere Haut lange jung und gepflegt aussieht, sind gründliche Reinigung und Pflege wichtig, denn Abgase, Schweiß und Make-up verkleben die Poren und verhindern eine aktive Atmung der Haut. Dadurch entstehen Mitesser, Pickel und andere Hautirritationen. Deshalb ist es notwendig, die Haut am Abend von diesen Verunreinigungen zu befreien. Die Reinigung beginnt mit der Entfernung des Make-ups. Dazu eignet sich am besten ein Reinigungsöl oder eine Reinigungsmilch. Anschließend verwendet man ein Gesichtswasser, um die Reste des Reinigungsöls und des gelösten Make-ups zu entfernen. Weiters desinfiziert der im Gesichtswasser enthaltene Alkohol die Haut und tötet Bakterien und Keime ab. Nach dieser gründlichen Reinigung ist die Haut bereit, eine Nachtcreme aufzunehmen.

Als morgendliche Pflege der Haut genügt eine Reinigung mit Gesichtswasser. Anschließend kann eine Tagescreme aufgetragen werden. Die Wahl der richtigen Tagescreme hängt von den Witterungsverhältnissen ab: Bei trockenem, heißem Wetter verwendet man eine feuchtigkeitsspendende Creme. Bei eisigen Temperaturen (unter 0 °C) ist es wichtig, eine fette Creme zu verwenden, da der Fettfilm die Haut vor Kälte schützt.

Als Abrundung der idealen Hautpflege sollte man sich einmal in der Woche Zeit für eine Gesichtsmaske nehmen. Es gibt verschiedene Arten von Masken: die Feuchtigkeitsmaske, die Nährmaske und die Peel-off-Maske. Die Feuchtigkeitsmaske spendet der Haut durch trockene Luft verloren gegangene Feuchtigkeit. Die Nährmaske gibt vor allem der reiferen Haut wichtige Vitamine und Aufbaustoffe zurück. Die Peel-off-Maske entfernt abgestorbene Hautteilchen und reinigt die Haut porentief.

Bevor Sie mit dem Mischen von Naturkosmetik-Pflegeprodukten beginnen können, müssen Sie Ihren Hauttyp bestimmen.

Finden Sie Ihren Hauttyp

Für diesen einfachen Test zur Bestimmung von Hauttyp und Pflegeprogramm brauchen Sie ein frisches Handtuch und ein, zwei Kosmetiktücher. Gehen Sie nun folgendermaßen vor:
Reinigen sie Ihr Gesicht gründlich mit warmem Wasser, und trocknen Sie es anschließend mit dem Handtuch ab. Lassen Sie Ihr Gesicht danach zwei Stunden vollkommen unbehandelt.
Dann legen Sie ein Kosmetiktuch über Stirn, Wangen, Nase und Kinn und drücken es sanft fest. Nach einer Minute nehmen Sie es wieder ab. Die Intensität der Abdrücke Ihrer Haut, die auf dem Papiertuch zu sehen sind, verrät Ihnen Ihren Hauttyp:

- Abdruck der Nase: normale Haut
- Keine Abdrücke: trockene oder empfindliche Haut
- Abdrücke von Stirn und Nase: Mischhaut
- Abdrücke von Stirn, Wangen, Nase und Kinn: fette Haut

Nachdem wir unseren Hauttyp festgestellt haben, starten wir mit der individuellen Pflege unserer Haut.

Normale Haut

Dieser Hauttyp macht kaum Probleme. Man erkennt ihn an der einheitlichen Färbung, gleichmäßig feinen Poren und einer glatten Oberflächenbeschaffenheit. Ziel der täglichen Pflege ist, dieses harmonische Hautbild zu erhalten.

Ätherische Öle zur Pflege der normalen Haut:
- anregend: Geranium, Rosmarin, Wacholder, Zitrone
- beruhigend: Bergamotte, Jasmin, Kamille, Lavendel, Neroli, Rosen, Sandelholz, Teebaum, Ylang-Ylang
- ausgleichend: Lavendel, Orange, Rosen, Rosenholz, Zitrone

Trägeröle für die normale Haut:
- Mandelöl
- Olivenöl
- Sonnenblumenöl

Reinigen Sie Ihr Gesicht zuerst mit einem Gesichtswasser. Als Beispiel hier ein ausgleichendes Gesichtswasser, das besonders erfrischend und entspannend wirkt. Es eignet sich auch zum Abschminken und Reinigen der Haut. Die ätherischen Öle der Orangen dringen tief in die Poren.

Gesichtswasser mit Orangenblüten
100 ml naturreiner Weißwein, 50 ml Rosenwasser,
5 Tr Orangenöl, 5 g getrocknete Orangenblüten (aus der Drogerie oder Apotheke!), 1 Kaffeefilter zur Reinigung
Die Orangenblüten in ein dunkles und möglichst weites Glas geben. Mit dem Wein übergießen, das Glas fest verschließen und ca. 14 Tage an einem warmen Ort stehen lassen. Eventuell gegen Lichteinfall noch zusätzlich abdecken. Die Mischung durch ein Sieb laufen lassen, die Blüten gut ausdrücken. Anschließend die Flüssigkeit durch einen Kaffeefilter laufen lassen. Die klare Flüssigkeit mit Rosenwasser auffüllen. In einer dunklen, luftdicht verschließbaren Flasche ist das Gesichtswasser bis zu sechs Monate haltbar.

Tiefenreinigung (Peeling)

2 TL Mandelkleie, 5 TL destilliertes Wasser,
1/2 TL Mandelöl, 2 Tr Kamillenöl blau, 1 Tr Zitronenöl
Mandelkleie mit destilliertem Wasser verrühren. Das Mandelöl mit dem Kamillenöl und dem Zitronenöl mischen, anschließend alles zusammenmischen. Diese Mischung auf Gesicht und Hals auftragen. Über einem Gefäß mit heißem Wasser (1 Tr Bergamotteöl beimischen) das Gesicht 5-7 Minuten bedampfen. Anschließend die Maske mit einem feuchten Schwämmchen oder einem feuchten, weichen Tuch abnehmen.

Reinigungsöl

100 ml Macadamianussöl, 3 Tr Rosenholzöl,
3 Tr Orangenöl, 3 Tr Bergamotteöl, 3 Tr Zitronenöl
Das Macadamianussöl mit den ätherischen Ölen mischen und gut durchschütteln. Dieses Reinigungsöl eignet sich auch ideal als Make-up-Entferner, da die meisten Make-ups wasserunlöslich sind.

Gesichtscreme für normale Haut

2 g Bienenwachs, 8 g Lanolin (Wollwachs),
20 ml Mandelöl, 20 ml Rosenwasser, 1 Tr Jasminöl,
1 Tr Ylang-Ylang-Öl, 1 Tr Neroliöl
Bienenwachs, Lanolin und Mandelöl in eine Keramiktasse geben. Die ganze Mischung im Wasserbad gut aufschmelzen, bis alle Bestandteile eine klare Flüssigkeit ergeben. Das Rosenwasser in einem separaten Gefäß auf ca. 60 °C erhitzen. Anschließend die beiden Flüssigkeiten zusammenleeren und unter ständigem Rühren abkühlen. Wenn die Creme nur mehr handwarm ist, kommen die ätherischen Öle dazu.

Trockene Haut

Trockene Haut vermittelt ein gespanntes Gefühl, hervorgerufen durch zu geringe Fettproduktion der Talgdrüsen, leichte Hautschuppenbildung und frühzeitige Faltenbildung. Dieser Hauttyp kann nicht ausreichend Feuchtigkeit speichern und saugt daher jede Creme sofort auf, ohne einen Fettfilm zu hinterlassen. Damit die Haut die eigene Feuchtigkeit bewahren kann, muss man ihr etwas Fett zuführen. Bei der Pflege dieses Hauttyps sollte auch darauf geachtet werden, die Talgdrüsen wieder in Schwung zu bringen.

Ätherische Öle zur Pflege der trockenen, empfindlichen Haut:
- anregend: Weihrauch
- beruhigend: Jasmin, Rose, Kamille, Neroli, Lavendel
- ausgleichend: Lavendel, Geranium, Sandelholz, Rosenholz

Das ideale Öl zur Pflege dieses Hauttyps ist das Rosenöl. Es wirkt stark straffend und stimuliert die hauteigene Talgproduktion. Wir starten das Pflegeprogramm wieder mit einem Gesichtswasser. Das ätherische Öl der Rose dringt tief in die Poren und wirkt reinigend und belebend. Es eignet sich auch zum Abschminken und Reinigen der Haut.

Gesichtswasser mit Rosenblättern
100 ml naturreiner Weißwein, 50 ml Rosenwasser,
2 Tr Rosenöl, 5 g getrocknete Rosenblütenblätter
(aus der Drogerie oder Apotheke),
1 Kaffeefilter zur Reinigung
Die Rosenblütenblätter in ein dunkles, weites Glas geben. Mit dem Wein übergießen, das Glas fest verschließen und ca. 14 Tage an einem warmen Ort stehen lassen. Eventuell gegen Lichteinfall abdecken. Die Mischung durch ein Sieb laufen lassen, dabei die Blüten gut ausdrücken. Anschließend die Flüssigkeit durch einen Kaffeefilter laufen lassen. Die klare Flüssigkeit mit Rosenwasser auffüllen, dann das Rosenöl zugeben. In einer dunklen, luftdicht verschließbaren Flasche ist das Gesichtswasser bis zu sechs Monate haltbar.

Tiefenreinigung (Heilerde-Packung)

Diese Maske sieht – zugegebenermaßen – nicht besonders lecker aus. Aber sie wirkt, versprochen. Die Heilerde-Packung beruhigt und ist deshalb besonders gut bei trockener Haut geeignet.
2 EL Heilerde (gibt es in Apotheken und Reformhäusern),
2 TL Mandelmehl, 2 TL Traubenkernöl,
20 ml Rosenwasser, 2 Tr Rosenöl
Zuerst einige Mandeln zu einem sehr feinen Mehl zermahlen. Bitte frisch mahlen, denn gemahlene Mandeln aus der Tüte sind in der Regel viel zu trocken, um noch Inhaltstoffe abgeben zu können! Dann zu dem Mandelmehl Heilerde und Traubenkernöl geben und mit dem Rosenwasser zu einem streichfähigen Brei verrühren. Zum Schluss das Rosenöl dazugeben. Wenn die Masse zu flüssig wird, einfach mit ein wenig mehr Heilerde andicken. Dann mit einem flachen, breiten Pinsel oder einem kleinen Holzspachtel auf Gesicht und Dekolletee verteilen und mindestens 20 Minuten einwirken lassen. Spätestens, wenn die Maske zu trocken wird und anfängt abzubröckeln, mit sehr viel lauwarmem Wasser wieder abspülen.

Reinigungsöl

100 ml Ringelblumenöl (Herstellungsanweisung
weiter oben in diesem Kapitel), 3 Tr Rosenöl,
3 Tr Jasminöl, 3 Tr Neroliöl
Das Ringelblumenöl mit den ätherischen Ölen mischen und gut durchschütteln. Dieses Reinigungsöl eignet sich auch ideal als Make-up-Entferner, da die meisten Make-ups wasserunlöslich sind.

Lavendelcreme

Die Lavendelcreme ist speziell für trockene Haut sehr gut. Der wichtigste Bestandteil ist Ringelblumenöl. Die Creme pflegt und beruhigt die Haut und ist deshalb vor dem Schlafengehen zu empfehlen.
50 ml Ringelblumenöl (Herstellungsanweisung weiter
oben in diesem Kapitel), 3 g Bienenwachs, 3 g Kakaobutter,
20 g Lanolin (Wollfett), 30 ml Rosenwasser, 8 Tr Lavendelöl

Die Herstellung der Lavendelcreme erfordert etwas Geduld, denn sie muss sorgfältig kaltgerührt werden. Zuerst wird das Bienenwachs mit der Kakaobutter und dem Lanolin in einem Wasserbad auf 60 °C erhitzt. Gleichzeitig wird auch das Rosenwasser in einem eigenen Topf auf die gleiche Temperatur gebracht. Die Temperatur sollte unbedingt eingehalten werden, sonst kann es sein, dass sich die Bestandteile der Creme nicht verbinden. Wenn es so weit ist, wird das Ringelblumenöl dem Gemisch im Wasserbad zugefügt und das Ganze wieder auf 60 °C erwärmt. Zum Schluss kommt auch das Rosenwasser dazu.
Der Topf wird vom Herd genommen und das Kaltrühren kann beginnen. Am Besten setzt man sich dafür vor den Fernseher oder unterhält sich irgendwie anders. Für das Kaltrühren wird ein kleiner Holzstab benötigt. Langsam und gleichmäßig rühren, bis die Creme ca. 40 °C erreicht hat. Dann kommt das Lavendelöl dazu (natürlich wird dann noch weitergerührt!). Ist die Creme dann handwarm, d. h. ungefähr bei Zimmertemperatur, kann sie in ein Cremetöpfchen abgefüllt werden. Das Töpfchen muss noch eine Stunde offen stehen, bevor die Creme noch einmal von oben nach unten aufgerührt wird, damit sämtliche Blasen verschwinden. Im Kühlschrank aufbewahrt, ist die Lavendelcreme so gut wie ewig haltbar!

Mischhaut

Der wohl am häufigsten auftretende Hauttyp kombiniert die Eigenschaften der fetten und der trockenen Haut. Die Talgdrüsen sind launisch – einmal zu eifrig, dann wieder zu faul –, und es ist recht schwierig, sich darauf einzustellen.

Ätherische Öle für die Pflege der Mischhaut:
- anregend: Ingwer, Geranium, Petitgrain, Pfefferminze, Rosmarin, Zitrone
- beruhigend: Bergamotte, Jasmin, Kamille, Rose, Teebaum, Ylang-Ylang
- ausgleichend: Orange, Rose, Lavendel, Zitrone

Trägeröle für die Mischhaut: Olivenöl, Jojobaöl

Gesichtswasser mit Pfefferminzblättern
Dieses Gesichtswasser eignet sich speziell für Mischhaut. Die ätherischen Öle der Pfefferminze dringen tief in die Poren ein und wirken reinigend und belebend. Es eignet sich auch zum Abschminken und Reinigen der Haut.
100 ml naturreiner Weißwein, 50 ml Lavendelwasser,
3 Tr Pfefferminzöl, 5 g getrocknete Pfefferminzblätter (aus der Drogerie oder Apotheke!), 1 Kaffeefilter zur Reinigung
Die Pfefferminzblätter in ein dunkles und möglichst weites Glas geben. Mit dem Wein übergießen, das Glas fest verschließen und ca. 14 Tage an einem warmen Ort stehen lassen. Eventuell gegen Lichteinfall noch zusätzlich abdecken. Die Mischung durch ein Sieb laufen lassen und dabei die Blüten gut ausdrücken. Anschließend die Flüssigkeit durch einen Kaffeefilter laufen lassen, um sie zusätzlich zu reinigen. Die klare Flüssigkeit mit Lavendelwasser auffüllen und das Pfefferminzöl beimengen. In einer dunklen, luftdicht verschließbaren Flasche ist das Gesichtswasser bis zu sechs Monate haltbar.

Tiefenreinigung (Peeling)
2 TL Weizenkleie, 5 TL destilliertesWasser,
1/2 TL Jojobaöl, 2 Tr Pfefferminzöl, 1 Tr Zitronenöl
Weizenkleie mit destilliertem Wasser verrühren. Das Jojobaöl mit dem Pfefferminzöl und dem Zitronenöl mischen, anschließend alles zusammenmischen. Diese Mischung auf Gesicht und Hals auftragen.
Über einem Gefäß mit heißem Wasser (1 Tr Bergamotteöl beimischen) das Gesicht 5-7 Minuten bedampfen. Anschließend die Maske mit einem feuchten Schwämmchen oder einem feuchten, weichen Tuch abnehmen.

Reinigungsöl
100 ml Jojobaöl, 3 Tr Rosenöl, 3 Tr Orangenöl,
3 Tr Geraniumöl
Das Jojobaöl mit den ätherischen Ölen mischen und gut durchschütteln. Dieses Reinigungsöl eignet sich auch ideal als Make-up-Entferner, da die meisten Make-ups wasserunlöslich sind.

Gesichtscreme für Mischhaut
2 g Bienenwachs, 8 g Lanolin(Wollwachs),
20 ml Jojobaöl, 20 ml Lavendelwasser,
2 Tr Rosenöl, 1 Tr Geraniumöl
Das Bienenwachs, das Lanolin und das Jojobaöl in eine Keramiktasse geben. Die ganze Mischung im Wasserbad gut aufschmelzen, bis alle Bestandteile eine klare Flüssigkeit ergeben. Das Lavendelwasser in einem separaten Gefäß auf ca. 60 °C erhitzen. Anschließend die beiden Flüssigkeiten zusammenschütten und unter ständigem Rühren abkühlen lassen. Wenn die Creme nur mehr handwarm ist, werden die ätherischen Öle hinzugefügt.

Eine ganz spezielle Rezeptur: Mandelmilch

Mit Mandelmilch wird jede Haut munter! Sie sorgt für gute Durchblutung der Haut, strafft sie und macht sie wunderbar weich. Sie bekommen garantiert einen Teint wie eine Geisha – und die Herstellung ist wirklich kein Kunststück.

50 g geschälte Mandeln, 10 g Hafermehl,
10 Tr Orangenöl, etwas frische Milch

Die Mandeln zunächst sehr fein mahlen. Dann mit so viel lauwarmem Wasser zu einem zähen Brei kneten, dass er schwer vom Löffel zu lösen ist. Die Masse auf ein Tuch geben. Den Brei mit Hafermehl und Orangenöl mischen und das Ganze ca. eine Viertelstunde quellen lassen. Mit Milch auffüllen, bis eine weiche Paste entsteht. Gesicht damit sanft massieren, mindestens eine halbe Stunde einwirken lassen und mit viel Wasser abwaschen.

Zum Schluss noch ein paar Tipps:

- Die ätherischen Öle sollten alle zwei Wochen gewechselt werden.
- Mischen Sie nur Öle zusammen, die Ihnen vom Geruch her gefallen.
- Die in den Rezepturen angeführten Öle sind lediglich Vorschläge und können jederzeit gegen die anderen empfohlenen Öle ausgetauscht werden.
- Falls Sie Ihren Hauttyp nicht genau bestimmen können, schafft ein Besuch bei Ihrem Hautarzt oder Ihrer Kosmetikerin Klarheit.

In der Massage

In der Massage

Bei der Aromatherapie-Massage unterscheiden wir die Ganzkörper-Massage und die spezielle Massage von Körperregionen mit den darunter liegenden Organen. Dazu können ätherische Öle mit Basisölen – kaltgepressten Pflanzenölen – gemischt werden. Bestimmte Massagetechniken können zusätzlich verstärkend wirken. Aber bei der Aromatherapie-Massage ist das hauptsächliche Augenmerk auf die Wirkung der ätherischen Öle gerichtet. Verschiedenste Massageöle beruhigen zum Beispiel die Nerven, entspannen den Geist, tonisieren die Muskeln, lindern rheumatische Schmerzen oder Muskelkater, wirken gegen Zellulitis oder steigern die Durchblutung. Viele Mischungen wirken einfach sehr positiv auf unser Gemüt. Auch für Ungeübte ist die Massage eine schöne Erfahrung mit einem Partner. Man kann seine Fantasie spielen lassen, sich gegenseitig verwöhnen und in ein wohliges Gefühl eintauchen. Einige Massagegebote und Massageverbote sind zu beachten:

Massageverbote

- bei frischen Verletzungen, z. B. Muskelzerrungen, Blutergüssen, Bandverletzungen, Prellungen und Knochenverletzungen
- bei Venenentzündungen und Krampfadern
- bei allen fieberhaften Erkrankungen wie Lungenentzündung, Grippe, Nierenbeckenentzündungen
- bei umschriebenen Entzündungen wie Furunkeln, Phlegmonen, Schleimbeutel- und Sehnenscheidenentzündungen
- Schmerz, Rötung, Hitze oder Schwellung sind für die Massage absolut tabu!

Massagegebote

- Die Hände des Massierenden sollen immer sauber, weich und warm sein, damit der Massierte sich wohl fühlen kann und entspannt.
- Die Massagegriffe sollen immer herzwärts gehen, um den Abtransport von venösem Blut und Schlackstoffen positiv zu beeinflussen.

- Die Hände passen sich Muskulatur und Muskelformen an, um ein gleichmäßiges Gleiten zu gewährleisten.
- Ein schönes Gefühl ergibt sich durch ein ununterbrochenes Streichen und Gleiten auf der Muskulatur. Knochen kann man auslassen, dort nützt die Massage nichts.
- Es soll ein fließendes Ineinanderübergehen der Handbewegungen sein, fast ein musikalischer Tanz. Das Tempo wird der angestrebten Wirkung – ob anregend oder beruhigend – angepasst.
- Massage darf niemals Schmerzen verursachen!
- Innere und äußere Entspannung ist das Ziel jeder Massage, Ihr Partner wird es Ihnen danken.
- Ruhen Sie nach der Massage und lassen Sie so die Öle weiter wirken. Bei einer Gesichtsmassage lassen Sie das Öl etwa 15 Minuten auf der Haut wirken und tupfen dann das Restöl mit einem Wattebausch ab.
- Um die ätherischen Öle aufzulösen bzw. zu verdünnen, sollten Sie nur beste, kaltgepresste Pflanzenöle verwenden.
- Süßes Mandelöl beispielsweise lässt die ätherischen Öle schneller in die Haut eindringen!

Benutzen Sie folgende pflanzliche Öle:
- süßes Mandelöl
- Sonnenblumenöl
- Weizenkeimöl
- Avocadoöl
- Jojobaöl
- Macadamiaöl
- Sojaöl

Jojoba ist ein flüssiges Wachs, das die Haut geschmeidig macht. Das Macadamiaöl wiederum ist sehr gut, um Massageöle zu mischen, da es nicht sofort in die Haut eindringt und man die richtige Geschmeidigkeit für eine Aroma-Massage hat. Die Zugabe von Weizenkeimöl (etwa zehn Prozent) zu jeder Mischung verhindert die Oxidation der Mischung und führt der Haut Vitamin E zu.

Die Kunst des Mischens

Es gibt sehr viele Fertigmischungen mit ätherischen Ölen, wie auch die sieben verschiedenen Aromatherapie-Massageöle von Styx. Diese Mischungen sollen den Anfang mit der Aromatherapie erleichtern, sie sind zur sofortigen Anwendung bereit. Doch diese Ölmischungen sind nur für bestimmte Probleme gedacht. Da jeder Mensch anders ist, braucht man manchmal ganz spezifische Ölmischungen. Außerdem ist das Mischen und Ausprobieren von Eigenmischungen immer eine tolle Erfahrung für den „Therapeuten“ und den „Patienten“.

Kopf, Herz und Basis

In der Auswahl jener Öle, die sich gegenseitig abrunden und vervollkommnen, liegt die Kunst des Mischens. Eine harmonische Mischung hat stets eine Kopf-, eine Herz- und eine Basisnote; besonders bei Parfüms ist dies der Fall. Die Kopfnote ist der Duft, den man beim ersten Schnuppern wahrnimmt und der den ersten Eindruck bestimmt. Den eigentlichen Charakter der Duftmischung macht die Herznote aus, denn sie vereint Kopf- und Basisnote und rundet den Duft ab. Die Basisnote wird auch als Fixativ bezeichnet, da sie dem Duft Beständigkeit und Tiefe verleiht. An einem Parfüm ohne Basisnote hätten Sie beispielsweise wenig Freude, denn es würde sich im Nu verflüchtigen.

- Typische Kopfnoten: Bergamotte, Lemongras, Minze, Orange, Thymian, Zitrone
- Typische Herznoten: Geranie, Lavendel, Kamille, Nelke, Neroli
- Typische Basisnoten: Patchouli, Rose, Sandelholz, Vetiver, Zeder

Ölmischungen

Im Grunde können Sie alle ätherischen Öle miteinander mischen – der Fantasie sind hier keine Grenzen gesetzt. Doch wie jede Kunst erfordert auch das Mischen von ätherischen Ölen ein ausgewogenes Verhältnis zwischen praktischem Wissen und Intuition. Die anschließende Tabelle soll Auskunft darüber geben, welche Öle gut zueinander passen, sodass ein passendes Verhältnis von Kopf-, Herz- und Basisnote erzielt wird. Die Öle zum Mischen sind im Kapitel „Kosmetik" beschrieben.

Mischungstabelle

Anis	Fenchel, Koriander Melisse, Neroli
Basilikum	Lavendel, Salbei, Patchouli, Rosmarin, Ysop
Bergamotte	Eisenkraut, Geranie, Lavendel, Kamille, Koriander, Neroli, Rose, Vetiver, Ylang-Ylang, Zeder, Zitrone
Cajeput	Eukalyptus, Ingwer, Lavendel, Minze, Nelke, Wacholder
Eukalyptus	Cajeput, Lavendel, Melisse, Minze, Thymian, Zeder, Zitrone
Fenchel	Koriander, Rose, Sandelholz
Geranie	Bergamotte, Jasmin, Kamille, Koriander, Lavendel, Lemongras, Melisse, Salbei, Neroli, Vetiver
Ingwer	Cajeput, Rosmarin, Wacholder
Jasmin	Geranie, Neroli, Orange, Rose, Sandelholz, Zeder, Zitrone
Kamille	Bergamotte, Eisenkraut, Geranie, Lavendel, Melisse, Neroli, Rose, Zeder
Koriander	Bergamotte, Fenchel, Geranie, Jasmin, Orange, Rose, Sandelholz, Ylang-Ylang, Zitrone
Lavendel	Bergamotte, Geranie, Minze, Neroli, Orange, Rose, Salbei, Zitrone
Lemongras	Eukalyptus, Geranie, Lavendel, Wacholder
Melisse	Geranie, Kamille, Lavendel, Myrte, Neroli, Rose, Teebaum, Zitrone

Minze	Cajeput, Eukalyptus, Lavendel, Rosmarin, Teebaum
Myrte	Lavendel, Melisse, Neroli, Thymian, Zitrone, Zypresse
Nelke	Cajeput, Ingwer, Koriander, Zitrone
Neroli	Geranie, Jasmin, Lavendel, Myrte, Rose, Sandelholz, Zeder, Zitrone
Orange	Koriander, Neroli, Salbei, Sandelholz, Wacholder, Ylang-Ylang, Zypresse
Patchouli	Jasmin, Rose, Ylang-Ylang, Zitrone
Rose	Jasmin, Lavendel, Neroli, Salbei, Sandelholz, Vetiver
Rosmarin	Basilikum, Bergamotte, Ingwer, Minze, Salbei, Wacholder, Ysop, Zeder, Zitrone
Salbei	Bergamotte, Geranie, Jasmin, Kamille, Lavendel, Neroli, Orange, Rose, Sandelholz, Zeder, Zitrone, Zypresse
Sandelholz	Jasmin, Rose, Vetiver, Ylang-Ylang, Zitrone
Teebaum	Geranie, Lavendel, Minze, Rose
Thymian	Eukalyptus, Lavendel, Melisse, Minze, Rose, Rosmarin, Zitrone
Vetiver	Bergamotte, Eisenkraut, Geranie, Jasmin, Orange, Rose, Sandelholz, Ylang-Ylang, Zitrone
Wacholder	Basilikum, Cajeput, Ingwer, Lemongras, Orange, Rosmarin, Thymian, Zitrone, Zypresse
Ylang-Ylang	Jasmin, Koriander, Neroli, Orange, Sandelholz, Vetiver, Zitrone
Ysop	Eisenkraut, Lavendel, Salbei, Rosmarin
Zeder	Bergamotte, Jasmin, Lavendel, Neroli, Rose, Wacholder
Zitrone	Eukalyptus, Fenchel, Lavendel, Thymian, Wacholder, Zeder
Zypresse	Bergamotte, Lavendel, Salbei, Orange, Wacholder, Zitrone

So mischt man richtig!

- Vor allem, wenn Sie noch nicht so erfahren mit Ölmischungen sind, sollten Sie nicht mehr als drei bis vier Öle miteinander kombinieren.
- Geben Sie von jedem Öl 20 Tr in ein dunkles Glasfläschchen (ca. 10 ml), schütteln Sie es gut durch und beschriften Sie das Etikett mit Datum und den Bezeichnungen der enthaltenen Öle (passende Glasfläschchen erhalten Sie in Apotheken und Laborbedarfsläden).
- Versuchen Sie, alle drei genannten Noten in einer Mischung zu vereinen (Herz-, Kopf- und Basisnote).
- Mischen Sie keine Öle mit gegensätzlicher Wirkung – also etwa ein beruhigendes mit einem anregenden.
- Ganz wichtig: Sie selbst sollten die Mischung als angenehm empfinden, denn sonst ist ihre Wirkung nur halb so gut.
- Eine Mischung aus unverdünnten Ölen sollten Sie nur zur Inhalation, in der Duftlampe oder im Zerstäuber benutzen. Für die meisten anderen Anwendungen muss die Ölmischung einer Trägersubstanz hinzugefügt werden.
- Halten Sie schriftlich fest, welche Mischung Ihnen bei bestimmten Problemen geholfen hat. So haben Sie beim nächsten Mal gleich das „Rezept" parat. Falls etwas von der Mischung übrig bleibt, bewahren Sie den Rest auf; beschriften Sie aber die Flasche mit Datum, den Namen der enthaltenen Öle und dem Verwendungszweck.

Rezepturen für Massageöle

Die folgenden Rezepturen basieren auf der Mischung des Verhältnisses von 20 Tr (einprozentiger Lösung) bis 60 Tr (dreiprozentiger Lösung) ätherischer Öle auf 50 ml pflanzliches Öl.

Belebendes Massageöl
15 Tr Rosenholzöl, 6 Tr Geranienöl, 4 Tr Orangenöl

Entspannendes Massageöl
15 Tr Lavendelöl, 10 Tr Sandelholzöl, 5 Tr Melissenöl

Erhöhung der Widerstandskräfte
20 Tr Lavendelöl, 5 Tr Bergamotteöl

Gegen Muskelschmerzen
10 Tr Wacholderöl, 8 Tr Rosmarinöl, 8 Tr Lavendelöl, 2 Tr Zitronenöl

Gegen Bindegewebsschwäche
20 Tr Lavendelöl, 50 ml Weizenkeimöl

Gegen müde, schmerzende Beine
15 Tr Rosmarinöl, 10 Tr Lavendelöl

Gegen Zellulitis
15 Tr Orangenöl, 10 Tr Zypressenöl, Jojoba- bzw. Weizenkeimöl oder
10 Tr Zypressenöl, 3 Tr Geranienöl, 3 Tr Salbeiöl

Gegen Krampfadern
10 Tr Wacholderöl, 10 Tr Zypressenöl, 5 Tr Zitronenöl oder
10 Tr Rosmarinöl, 6 Tr Wacholderöl, 6 Tr Lavendelöl
Täglich anwenden, nicht die Adern direkt massieren!

Zur Straffung der Haut
15 Tr Lavendelöl, 4 Tr Neroliöl, 4 Tr Rosenöl oder Weihrauchöl

Zum Fettabbau an bestimmten Stellen
(zum Beispiel an den Oberschenkeln)
20 Tr Wacholderöl, 10 Tr Zypressenöl (täglich)

Für Wachstum der Brüste
15 Tr Ylangöl, 10 Tr Geranienöl (täglich)

Gegen Nervosität, Depression, Niedergeschlagenheit
8 Tr Bergamotteöl, 8 Tr Rosenholzöl, 2 Tr Jasminöl oder 8 Tr Ylangöl,
4 Tr Patchouliöl oder Jasminöl

Gegen Rheuma
10 Tr Wacholderöl, 10 Tr Rosmarinöl, 5 Tr Lavendelöl, 5 Tr Zitronenöl oder
15 Tr Rosmarinöl, 10 Tr Eukalyptusöl (vorher auf Hautverträglichkeit testen)

Gegen Kopf- und Erkältungsschmerz
Stirn und Schläfen mit 2 Tr Melisse oder Lavendel pur massieren.

Bei geistiger Erschöpfung
Stirn und Schläfen mit 2 Tr Melisse pur massieren.

Aus der Duftlampe

Aus der Duftlampe

Die Aromalampe ist wie Aladins Wunderlampe, mit der man seine Räume nach den jeweiligen Bedürfnissen und Wünschen gestalten kann. So ist es möglich, die Luft des Raumes und die Atmosphäre äußerst positiv zu verändern und heilende und stimulierende Düfte einzuatmen und wirken zu lassen.

Ganz besonders günstig wirken sich Duftlampen aus bei:
- Erkältung
- Schnupfen
- Husten
- Bronchitis
- Asthma
- Nervosität
- Schlaflosigkeit
- Erschöpfung allgemein

Während des Schlafes lässt sich so manche Stimmung positiv verändern und gute Laune hervorzaubern. Aber Achtung: bei Kindern nur tagsüber, in der Nacht sollte die Duftlampe aus dem Kinderzimmer entfernt werden. Denn die Wirkung ist noch immer in der Luft, und für Kinder (sie sind sensibler als Erwachsene) ist das intensiv genug.

Am Arbeitsplatz und am Schreibtisch ist die Duftlampe fast schon Pflicht. Erfrischung und Konzentration kommen vom Duft von Zitrone, Lemongras, Citronella oder Limette. Eine Duftlampe ist der perfekte Ersatz für die künstlichen und synthetischen Raumfrischesprays. Der Vorteil liegt auf der Hand, denn Sie haben nicht nur frische Luft, sondern auch die richtige Stimmung genau nach Ihrem Geschmack und nach Ihrer Laune im Raum.

Die ideale Duftlampe:

- Sie soll eine große Schale besitzen.
- Der Abstand soll so hoch sein, dass das Wasser nicht kocht.
- Wenn das Wasser kocht (100 °C), sind die ätherischen Öle zerstört.
- Die richtige Temperatur ist 70 °C.
- Die Schale soll breit sein, damit die Verdunstungsfläche groß ist.

Für eine Schalenfüllung sind im allgemeinen 6–10 Tr ätherisches Öl ausreichend. Der Inhalt der Schale verdunstet in ca. zwei bis drei Stunden, je nach Menge. Es empfiehlt sich, die Schale regelmäßig von den Ölresten zu reinigen, damit sie immer einen klaren Duft haben. Eine Schale mit Wasser und ätherischen Ölen auf dem warmen Heizkörper kann auch sehr angenehm sein, erreicht jedoch nicht die Intensität der Duftlampe.
Wenn Sie ein ätherisches Öl verdunstet haben, werden Sie nach vielen Stunden noch immer den Duft und die Energie des Öles wahrnehmen. Die Duftlampe soll nicht ständig benutzt werden, da sonst Ihre Sinne überreizt werden, die Folgen können Übelkeit und Kopfschmerz sein. Nach einigen Experimenten werden Sie mit jedem Male sicherer und geübter sein. Die Prozedur wird immer mehr Freude und Spaß machen.

Rezepturen

Arbeitszimmer
4 Tr Zitronenöl, 2 Tr Rosmarinöl

Wohnraum
3 Tr Zitronenöl, 3 Tr Orangenöl, 2 Tr Petitgrainöl, 1 Tr Lemongrasöl

Schlafzimmer
3 Tr Melissenöl, 3 Tr Lavendelöl, 3 Tr Ylang-Ylang-Öl, 2 Tr Neroliöl

Krankenzimmer
7 Tr Teebaumöl, 5 Tr Eukalyptusöl

Advent
4 Tr Mandarinenöl, 4 Tr Orangenöl, 2 Tr Zimtöl, 2 Tr Nelkenöl

Für sinnliche Stunden
2 Tr Ylang-Ylang-Öl, 1 Tr Rosenöl, 2 Tr Sandelholzöl, 2 Tr Patchouliöl, 3 Tr Bergamotteöl, 2 Tr Limettenöl

Winternächte zu zweit
2 Tr Neroliöl, 1 Tr Rosenöl, 1 Tr Ylang-Ylang-Öl, 1 Tr Ingweröl, 2 Tr Sandelholzöl

Bei Computerarbeit
5 Tr Lemongrasöl, 5 Tr Limettenöl, 1 Tr Ingweröl, 5 Tr Rosmarinöl

Bei dicker Luft
5 Tr Grapefruitöl, 2 Tr Lavendelöl, 2 Tr Zypressenöl, 3 Tr Mandarinenöl

Gegen Insekten
7 Tr Nelkenöl, 5 Tr Geranienöl

Desinfizierung der Raumluft
6 Tr Lavendelöl oder Bergamotteöl, 1 Tr Eukalyptusöl, 1 Tr Wacholderöl

Starker, antiseptischer Luftreiniger
4 Tr Ysopöl, 4 Tr Zimtöl, 4 Tr Bergamotteöl

Gegen Küchendünste
6 Tr Zitronenöl, 4 Tr Orangenöl

Gegen Kopfschmerzen
4 Tr Melissenöl, 2 Tr Pfefferminzöl, 2 Tr Kamillenöl

Bei Erkältung und Bronchitis
2 Tr Pfefferminzöl, 2 Tr Eukalyptusöl, 2 Tr Rosmarinöl, 2 Tr Neroliöl

Bei Asthma und starkem Husten
6 Tr Ysopöl oder 4 Tr Ysopöl, 4 Tr Pfefferminzöl oder 2 Tr Eukayptusöl,
2 Tr Cajeputöl, 2 Tr Thymianöl

Gegen Müdigkeit und Konzentrationsschwäche
4 Tr Lemongrasöl, 2 Tr Pfefferminzöl, 2 Tr Basilikumöl oder
2 Tr Zitronenöl, 1 Tr Bergamotteöl, 4 Tr Pfefferminzöl oder
6 Tr Pfefferminzöl, 2 Tr Rosmarinöl

Gegen Depression und Angstzustände
4 Tr Salbeiöl, 2 Tr Bergamotteöl oder 4 Tr Melissenöl, 4 Tr Basilikumöl

Gegen Nervosität
3 Tr Zitronenöl, 3 Tr Orangenöl, 1 Tr Jasminöl oder 4 Tr Lavendelöl,
4 Tr Salbeiöl

Bei starker nervlicher Überreizung
6 Tr Geranienöl, 4 Tr Basilikumöl

Bei Verwirrung und für klares Denken
6 Tr Melissenöl, 4 Tr Bergamotteöl oder 6 Tr Zitronenöl,
2 Tr Lemongrasöl, 2 Tr Lavendelöl oder 4 Tr Rosenholzöl,
4 Tr Patchouliöl

Bei starker Aufregung, Schock oder Schreck
4 Tr Salbeiöl, 2 Tr Majoranöl, 2 Tr Rosenöl, 2 Tr Ylang-Ylang-Öl oder
4 Tr Zypressenöl, 2 Tr Zedernöl, 2 Tr Sandelholzöl

Für Entspannung, innere Ruhe, Meditation
6 Tr Weihrauchöl, 4 Tr Patchouliöl, 2 Tr Bergamotteöl

Zur Beruhigung und Entspannung vor dem Schlaf
5 Tr Zedernöl, 1 Tr Lavendelöl oder 3 Tr Rosenöl oder
4 Tr Lavendelöl, 2 Tr Neroliöl oder 4 Tr Lavendelöl,
2 Tr Bergamotteöl

Gegen Schlaflosigkeit
4 Tr Kamillenöl, 2 Tr Lavendelöl oder 6 Tr Lavendelöl oder
4 Tr Neroliöl, 2 Tr Geranienöl oder 6 Tr Majoranöl, 2 Tr Rosenholzöl

In der Sauna

In der Sauna

Keine andere Badeform ist von der medizinischen Forschung so genau unter die Lupe genommen worden wie das klassische Saunabad. Seine Wirkungen auf den menschlichen Organismus sind weitgehend geklärt und durch unzählige Studien belegt. Vornehmlich im skandinavischen Raum, aber auch in Russland, China und Japan ist man dem nordischen Jungbrunnen methodisch zu Leibe gerückt.
Die Bemühungen erbrachten weit mehr als beispielsweise das Verständnis physiologischer Abläufe bei Temperaturen bis zu 90 °C. Sie führten zu einer gesicherten wissenschaftlichen Erkenntnis, dass Saunieren außerordentlich gesund ist, über die Stimulierung von Immun- und Gefäßsystem Erkrankungen vorbeugt und bei einer Reihe von Beschwerdebildern eine wirkungsvolle unterstützende Heilmaßnahme darstellt. Letzteres gilt insbesondere bei Atemwegserkrankungen wie chronischer Bronchitis oder auch Asthma bronchiale, bei Durchblutungsstörungen oder chronischem Rheumatismus. Was lange Zeit lediglich als finnische Spezialität galt, ist heute auch bei uns und nahezu weltweit gängige medizinische Praxis, von der in Kurkliniken, Sporthotels, Wellness-Hotels, Rehabilitationszentren und anderen im Dienst der Gesundheit stehenden Einrichtungen regelmäßig Gebrauch gemacht wird.

Wie wirkt die Sauna?

- Die Temperaturen im Schwitzraum weiten die Blutgefäße und normalisieren erhöhten Blutdruck. Abwehrstärkende Antikörper werden vermehrt gebildet. Haut und Gewebe werden durch die Schweißproduktion entgiftet und entschlackt. Muskulatur und Psyche entspannen sich.
- Der Wechsel zu den niedrigen Temperaturen in der Abkühlphase trainiert die Blutgefäße und normalisiert zu niedrigen Blutdruck. Die Nierenfunktionen werden aktiviert, und die Produktion stimmungsaufhellender Hormone kommt in Gang.

- Die hohen Temperaturunterschiede stärken die Abwehrkräfte und machen widerstandsfähiger gegenüber Winterkälte und Tropenhitze.
- Die Warm- und Kaltanwendungen aktivieren besonders den Hautstoffwechsel, fördern die Regeneration der Haut und verhelfen zu einem gesunden, frischen Teint.
- Die Wechselreize in der Sauna stimulieren das Nervensystem in zweifacher Weise: Einerseits verhilft die Anregung des Parasympathikus zu Stressabbau und Entspannung, andererseits erfrischt die Reizung des Symphatikus. Das bringt tieferen Schlaf, verbesserte Regenerationsfähigkeit und mehr Leistungskraft.
- Die Saunaluft weitet die Bronchien und verstärkt deren Durchblutung. Das macht die Atemwege frei und bewahrt sie vor Infekten.
- Infrarotstrahlung, die von erwärmten Gegenständen in der Saunakabine ausgeht, fördert die Durchblutung und verhilft zu einem wohligeren Wärmeerlebnis als lediglich warme Luft.
- Die duftenden Aufgussessenzen und der angenehme Geruch von warmem Holz verfeinern unsere Sinneswahrnehmungen.
- Gedämpftes Licht oder therapeutische Lichteffekte streicheln die Seele und hellen unsere Stimmungslage auf.
- Die Körperpflege vor und nach dem Saunagang aktiviert nicht nur den Kreislauf. Sie ist außerdem ein zusätzliches Wohlfühlerlebnis, das vor allem strapazierte und gestresste Haut aufblühen lässt.
- Nicht zuletzt ist der Saunabesuch für viele Menschen auch ein geselliges Ereignis, das unabhängig von den gesundheitlichen Anwendungen für psychische Stabilität sorgen kann.

Der Aufguss mit ätherischen Ölen

Ein Highlight jedes Saunabesuches ist der Aufguss. Eine öffentliche Sauna füllt sich regelmäßig, meist zur vollen Stunde, merklich. Eine gewisse Erregung und Unruhe scheint sich der Schwitzenden zu bemächtigen. Empfindliche Saunagänger oder Saunaneulinge verlassen dann beinahe fluchtartig den Raum. Anlass des geschäftigen Hin und Her ist der bevorstehende Aufguss, der von vielen Besuchern heiß ersehnt wird und während dessen die Kabinentür nicht mehr geöffnet werden soll. Natürlich könnte man hinaus- oder hineingehen, aber man würde sich den Unwillen der Mitbadenden zuziehen, weil dadurch die Wirkung des Aufgusses geschmälert, wenn nicht sogar zunichte gemacht würde.
Für den Aufguss schöpft der Aufgießer mit einer Kelle Wasser aus einem Kübel, dem verschiedene oder auch nur ein ätherisches Öl beigefügt sind, und gießt es über die heißen Steine auf dem Saunaofen. Eine Dampfwolke schießt empor, vernebelt den kleinen Raum und erfüllt ihn mit dem heilsamen Duft von Latschenkiefer, Fichtennadel, Pfefferminz u. v. a. Anschließend verwirbelt der Aufgießer die feuchte Luft gekonnt mit einem Handtuch. Sobald die feuchte Luft die Haut der Saunierenden erreicht, schlägt sich der Wasserdampf nieder und rinnt den Körper hinab. Der Aufguss stellt einen zusätzlichen Hitzereiz dar, der auch die Schweißdrüsen auf Hochtouren arbeiten lässt. Besonders auf den oberen Bänken ist „Loyly“, der Gluthauch, wie die Finnen den Dampfstoß nennen, kaum mehr zu ertragen. Aber schon nach wenigen Minuten haben die Holzwände die Feuchtigkeit aufgesogen, und die Luft in der Saunakabine ist wieder trocken wie zuvor. Auch das Temperaturempfinden der Badenden ist dann wieder wie vorher. Saunaprofis schätzen den Aufguss als Gipfel der Wärmeentfaltung. Empfindlicheren Naturen ist er manchmal zu heiß. Es sei jedoch versichert, dass das Saunabad auch ohne Aufguss seine volle gesundheitliche Wirkung entfaltet.
Die ideale Aufgussmenge beträgt laut Expertenmeinung ungefähr 10 bis 15 ml Wasser pro Kubikmeter Saunaraum. Wird mehr aufgegossen, kann der Wärmereiz unerträglich werden, und die Saunierenden müssen auf die weniger

heißen, unteren Plätze ausweichen. Dort ist aber beim Aufguss die Luft nicht besonders gut, weil sich hier die verbrauchte Luft sammelt, ehe sie über die Lüftung abgeleitet wird.
Ätherische Öle steigern das Wohlbefinden in der Sauna. Da die Geruchseindrücke eng mit dem Gefühlsleben eines Menschen verknüpft sind, kann mit Hilfe gewisser Aromen die ausgleichende und gesundheitsfördernde Wirkung der Sauna noch verstärkt werden. Die Duftstoffe werden dem Aufgusswasser in Form von ätherischen Ölen beigefügt. Viele ätherische Öle haben eine sehr gute Heilwirkung, die sich gerade in der Sauna optimal entfaltet. Die Öle dürfen aber niemals pur auf die Ofensteine gegeben werden, denn wie beim Alkoholaufguss könnte eine Stichflamme die Gäste gefährden. Für den ersten Saunagang gibt man 3 Tr in die Kelle Aufgusswasser, beim zweiten Saunagang dürfen es vier, beim dritten 5 Tr Öl sein. Mehr ist nicht nötig und auch nicht förderlich. Je nach dem gewählten ätherischen Öl lassen sich unterschiedliche Wirkungen auf Körper und Psyche erzielen.

Die Auswahl der Öle

Im Handel gibt es eine Vielzahl von Aufgussölen. Vom Baumarkt bis zum Drogeriemarkt werden so genannte Saunaaufgussöle angeboten. Diese sind jedoch meist mit Alkohol oder einem anderen chemischen Lösungsmittel hergestellt, was zu Kopfschmerzen führen kann. Vorsicht ist auch bei Duftmischungen mit grünem Apfel, Pfirsich, Erdbeere und anderen Früchten gegeben. Da sie keine ätherischen Öle enthalten, sind diese Düfte synthetisch (chemisch) hergestellt. Auch sie verursachen oft Kopfschmerzen. Aus diesem Grund ist es angebracht, ausschließlich natürliche Öle zu verwenden, die Sie in Drogerien, Apotheken oder Naturläden kaufen können. Seien Sie aber vorsichtig, die kleinen Fläschchen sind wahre Duftbomben. Verwenden Sie diese Essenzen wirklich nur tropfenweise im Aufgusswasser. Falls Sie jedoch die Öle verdünnen möchten, um die Dosierung zu erleichtern, mischen Sie die ätherischen Öle einfach mit Alkohol.
Dazu eignet sich am besten Weingeist oder aber auch der Vorlauf von einem Bio-Bauern.

Wirkungen in der Sauna

Bergamotteöl
Hellt die Stimmung auf, lindert nervöse Störungen, wirkt krampf- und schleimlösend.

Eukalyptusöl
Entspannt die Muskeln, wirkt entkrampfend, wirkt schleimlösend, beugt Erkältungen vor.

Fichtennadelöl
Lindert Atemwegserkrankungen, wirkt schleimlösend, wirkt entkrampfend, beugt Erkältungen vor.

Grapefruitöl
Wirkt krampflösend, aktiviert und hellt die Sinne auf, hellt die Stimmung auf.

Mandarinenöl
Beruhigt die Sinne, wirkt stimmungsaufhellend.

Orangenöl
Macht trübe Wintertage hell, stimuliert.

Pfefferminzöl
Macht die Nase bei Erkältungen frei, wirkt schleimlösend.

Zedernholzöl
Fördert gesunden Schlaf, hellt die Stimmung auf, lindert Hautausschläge.

Zitronenöl
Steigert die Konzentration, aktiviert die Sinne, wirkt desinfizierend.

Sauna und Schönheit

Da jeder Saunagang den Körper entgiftet und die Haut aufnahmefähig für Pflegestoffe macht, ist die Sauna der ideale Ort für einen ganz besonderen Pflegetag. „Nie ist eine Frau schöner als nach der Sauna!“, weiß man in Finnland. Und auch bei uns ist das erholsame Heißluftbad längst kein Geheimtipp mehr, wenn es um Schönheitspflege und ein strahlendes Äußeres geht. Das Saunabaden hat in den Bereichen Tiefenreinigung und Revitalisierung der Haut mindestens den Stellenwert einer kosmetischen Behandlung, leistet aber wegen seiner allgemein gesundheitsfördernden Wirkung noch wesentlich mehr.
Da in der Saunahitze die Haut um ein Vielfaches stärker durchblutet wird als sonst, wird der Hautstoffwechsel auf das Zwei- bis Dreifache gesteigert. Das verbessert die Versorgung der Haut mit Nährstoffen und erleichtert den Abtransport von Schlacken und Abfallstoffen des Zellstoffwechsels.
Besonders intensiv wirkt sich die Hitze in der Sauna auf die Neubildung von Hautzellen aus. Die starke Schweißabsonderung lässt die oberste Hornschicht der Haut aufquellen und unterstützt die Abschuppung abgestorbener Zellen. Das aktiviert die Zellneubildung in der darunter liegenden Keimschicht der Haut, in der ständig neues Zellmaterial nachwachsen muss, um aus der Hornschicht abgelöste Zellen zu ersetzen.
Um die Wirkung der Sauna noch zu verstärken, empfiehlt sich ein Peeling vor dem Saunagang.

Meersalz-Jojobaöl-Peeling

4 EL Meersalz, 20 ml Jojoba-Öl, 2 Tr Geraniumöl, 1 Tr Rosenöl
In einer Schale werden Meersalz und Jojobaöl zu einer dickflüssigen Pasta gemischt, anschließend kommen die ätherischen Öle tropfenweise dazu. Massieren Sie mit dieser Mischung Ihren Körper vor dem Saunagang gut ein. Je intensiver Sie massieren, desto besser ist der Peelingeffekt. Lassen Sie das Peeling drei bis vier Minuten auf der Haut einwirken, anschließend mit warmem Wasser abduschen. Die Haut wird samtweich, zart und rosig und kann nach der Anwendung intensiver schwitzen.

Haarkur

Durch die Wärme in der Sauna ziehen die Pflegesubstanzen einer Haarkur viel tiefer ein, die Wirkung ist daher um ein Vielfaches intensiver.
Am besten massiert man die Packung vor dem zweiten oder dritten Saunagang in das Haar ein. Es empfiehlt sich, anschließend ein dünnes Handtuch als Turban um den Kopf zu wickeln, damit keine Spuren der Packung auf den Saunabänken zurückbleiben. Nacken und Stirn sollten möglichst frei bleiben.
Nach dem letzten Saunagang wäscht man die Haarkur gründlich mit Shampoo aus. Letzte Reste beseitigt eine Apfelessigspülung, die dem Haar auch einen schönen Glanz verleiht.

Olivenöl-Weizenkeimöl-Packung

3 EL Olivenöl, 3 EL Weizenkeimöl, Saft einer Zitrone,
2 Tr Bergamotteöl, 2 Tr Mandarinenöl
Olivenöl und Weizenkeimöl mit dem Saft der Zitrone gut verrühren, dann die ätherischen Öle zugeben. Auf das feuchte Haar auftragen und ca. 30 Minuten einwirken lassen.

Hennapackung

3 EL Henna Haarbalsam farblos (Styx-Naturkosmetik),
1 Eigelb, 2 Tr Lavendelöl, 2 Tr Geraniumöl
Die Zutaten gut miteinander verrühren und die Packung auf das feuchte Haar auftragen. Je länger die Einwirkzeit, desto besser ist das Ergebnis. Die Hennapackung ist für alle Haartypen geeignet.

Apfelessig-Spülung

2 EL Apfelessig, 1/2 l Wasser, 2 Tr Rosmarinöl
Den Apfelessig mit lauwarmem Wasser mischen und das Rosmarinöl dazugeben. Die Spülung gleichmäßig im Haar verteilen und nicht ausspülen. Anschließend das Haar frottieren und trockenföhnen. Keine Sorge, das Haar riecht herrlich frisch und nicht säuerlich nach Essig.

Nach der Sauna

Das Gesicht ist nach dem Saunagang ideal für eine intensive Gesichtspflege vorbereitet. Die Poren sind offen und die Haut gereinigt. Beginnen Sie Ihre Gesichtspflege mit einer selbst gemachten Maske.

Avocado-Essig-Packung

2 EL Avocadoöl, 2 El Jojobaöl, 1 Eigelb, 2 TL Apfelessig,
2 Tr Lavendelöl, 1 Tr Rosenholzöl
Die Zutaten gut miteinander vermengen und die Packung gleichmäßig auf das Gesicht auftragen.

Kamillen-Heilerde-Maske

2 EL Heilerde, 1 Tr Kamillenöl, 1 Tr Rosenöl, Kamillentee
Heilerde und Kamillentee zu einem cremigen Brei verrühren, dann die ätherischen Öle beimischen. Die Maske auf Gesicht, Hals und Dekolletee auftragen und trocknen lassen.
Auch eine ausgiebige Massage nach der Sauna ist zu empfehlen.

Für Kinder

Für Kinder

Aromatherapie als eine sanfte, natürliche Therapieform bietet sich geradezu an für den Einsatz bei Kindern: zum Vermitteln eines „Wohlsein-Gefühls" sowie auch bei der Behandlung und zur Linderung von Beschwerden. Ätherische Öle eignen sich auch hervorragend gegen kleine Wehwehchen. Aber bedenken Sie bitte immer, dass Natur zwar in vielen Fällen ein gute und wirksame Hilfe ist, bei Krankheiten aber nur unterstützend eingesetzt werden sollte bzw. vom Arzt dosiert und empfohlen. Auch der Gedanke „viel hilft viel" ist völlig falsch. Ein Tropfen Lemongrasöl kann anregend wirken, 10 Tropfen können Atembeschwerden auslösen. Bedenken Sie außerdem, dass auch ätherische Öle Allergieauslöser sein können. Beim ersten Einsatz der im Normalfall problemlos einsetzbaren natürlichen Helfer beobachten Sie bitte genau die Reaktionen des Kindes. Wie jedes Kind gegen Erdbeeren allergisch sein kann, können Allergien bei verschiedenen ätherischen Ölen auftreten. Aber der Nutzen, den Sie in der Kinderpflege von natürlichen Pflanzenessenzen haben, wiegt die Zeit, in der sie diese nur unter strikter Beobachtung einsetzen können, um vieles auf.

Wenn ein Kind zur Welt kommt, geschieht das in unserem Kulturkreis normalerweise in einer sterilen, nach Reinigungsmitteln riechenden Atmosphäre. In den letzten Jahren wurden zwar Anstrengungen unternommen, Geburtenstationen und Kreißsäle freundlicher zu gestalten, aber das, was ein Baby als die ersten Sinneseindrücke wahrnimmt, ist leider gleich geblieben.

Wie schön wäre es für den kleinen Erdenbürger, der gerade die ersten Anstrengungen seines Daseins gemeistert hat, von einem zarten Duft empfangen zu werden. Auch im größten Stress nimmt man Gerüche wahr, zwar nicht so bewusst wie in einer entspannten Situation, aber Düfte beeinflussen das Gesamtbefinden auch unbewusst.

Ein Säugling hat die ersten Tage seines Lebens noch ein sehr eingeschränktes Sehvermögen, der Geruchssinn ist jedoch schon stark ausgeprägt.

Untersuchungen zeigen, dass Babys ihre Mutter und auch deren getragene Kleidungsstücke am Geruch erkennen. Wie angenehm muss es da sein, wenn die Umgebung freundlich und je nach Befindlichkeit anregend oder beruhigend duftet.
Zarte Zitrusdüfte, Rose und leicht dosierte „erdige“ Düfte wie Sandelholz, Zeder und Pinie schaffen eine Atmosphäre, in der sich Ihr kleiner Liebling wohlfühlt. Wenn es im Krankenhaus nicht möglich sein sollte, Ihr Baby mit Düften zu verwöhnen und auch zu beruhigen, zu Hause haben Sie jede Gelegenheit dazu. Aber Vorsicht bei der Dosierung: Was für unsere abgestumpften Nasen nicht mehr erkennbar ist, nehmen Babys unter Umständen schon extrem stark wahr.

Kleinkinder und Heranwachsende

Willkommen zu Hause (beruhigend und wohltuend)
1 Tr Rosenöl, 2 Tr Melissenöl
In den Raumluftbefeuchter am Heizkörper oder im Sommer auf einen Sonnenplatz in einer Wasserschale stellen.

Guten Tag
1 Tr Lavendelöl, 1 Tr Orangenöl süß
In den Raumluftbefeuchter am Heizkörper oder im Sommer in einer Wasserschale an einen Sonnenplatz stellen.

Unruhige Nächte, Koliken und Schlafstörungen zerren an den Nerven der Mutter. Setzen Sie ätherische Öle als Raumstimulans ein und versuchen Sie eine zarte Massage zur Beruhigung und zur Linderung.

Beruhigender Raumduft
2 Tr Melissenöl, 2 Tr Lemongrasöl, 1 Tr Lavendelöl

Massageöl bei Koliken
20 ml kaltgepresstes Schwarzkümmelöl,
dazu für Säuglinge: 1 Tr Fenchelöl, 1 Tr Anisöl
und für Kleinkinder: 2 Tr Fenchelöl, 2 Tr Anisöl

Massageöle für eine beruhigende Massage
100 ml kaltgepresstes Pflanzenöl, 10 Tr Lavendelöl, 4 Tr Palmarosaöl

Bei der anstrengenden Zeit sollten auch die Mutter und alle Personen, die bei der Kinderbetreuung helfen, zu jedem Mittel greifen, das Entspannung und Kraft gibt. Versuchen Sie in einer ruhigen halben Stunde ein

Wannenbad
1 EL Honig, 5 Tr Orangenöl, 5 Tr Bergamotteöl, 3 Tr Limettenöl

Kleinkinder hören auf, weinerlich und zappelig zu sein, wenn man sie in die Badewanne setzt. Nicht nur, dass Baden und Plantschen immer ein Vergnügen ist, ätherische Öle als Badezusatz helfen, verschiedener Zustände Herr zu werden. Setzen Sie Ihre Kinder zum Beispiel vor der Abfahrt in den Urlaub in die Badewanne: Nervosität und Unruhe werden wie weggeblasen sein.

Badezusatz für ungeduldige und aufgeregte Kinder
3 Tr Lemongrasöl, 1 Tr Lavendelöl, 1 Tr Zedernöl,
emulgiert mit 3 EL Honig und 3 EL Joghurt

Wenn Ihr Kind die ersten Schritte aus Ihrem Umkreis wagt und der Kindergartenbesuch bevorsteht, kommt zur Trotzphase oft noch eine Phase extremer Unsicherheit. Das verstärkt natürlich die Auswirkungen der Trotzphase und macht diese Zeit sowohl für Sie wie für Ihr Kind schwierig. Die Trotzphase ist jedoch wichtig, damit Ihr Kind die Selbstsicherheit findet, um sich sein eigenes Territorium zu erobern. Helfen Sie ihm dabei.

Trotzphase: für die Duftlampe
3 Tr Bergamotteöl, 3 Tr Grapefruitöl, 3 Tr Lemongrasöl

Die Unsicherheit, die sich einerseits in unvermittelten Schmuseanfällen und andererseits im Zurückstoßen von Zuwendung äußert, die Albträume und unverschämtes Verhalten hervorruft, ist natürlich keine vom Kind gewünschte oder auch nur forcierte Phase. Glücklicher wäre jeder Beteiligte in dieser Zeit, wenn die Entwicklungsschritte ohne Auswüchse ablaufen könnten. Aber wieso sollte es bei Ihnen Ausnahmen geben? Stellen Sie sich auf eine schwierige, aufregende, aber auch sehr interessante Zeit ein. Holen Sie sich in erster Linie Kraft und geben Sie diese dann an die kleinen Revoluzzer weiter.

Entspannung: ein Wannenbad
100 ml Vollmilch, 5 Tr Lavendelöl, 5 Tr Mandarinenöl
Das ätherische Öl mit der Milch gut mischen, anschließend unter Rühren in das Badewasser eingießen.

Entspannung: Aromalampe fürs Kinderzimmer
5 Tr Geraniumöl, 1 Tr Rosenöl

In der Kindergartenzeit kommen die ersten Infektionskrankheiten ins Haus, wenn vorher nicht schon die älteren Geschwister dafür gesorgt haben. Auch haben Kinder, die von klein auf mit vielen Personen Kontakt hatten, ein stärkeres Immunsystem. Ein entspannter Umgang mit Sauberkeit trägt ebenfalls dazu bei, dass nicht jeder Infekt zum Ausbruch kommt. Aber auch dabei können ätherische Öle große Helfer sein.

Unterstützung des Immunsystems: in der Duftlampe
10 Tr Teebaumöl, 5 Tr Pfefferminzöl, 3 Tr Eukalyptusöl
Für Säuglinge die halbe Menge!

Wenn der Hals bereits kratzt und das Kind weinerlich und verstört ist, können ätherische Öle große Erleichterung bringen. Wenn Ihr Kind inhalieren mag, tropfen Sie die folgende Mischung in heißes Wasser.

Inhalation für Kinder
3 Tr Teebaumöl, 2 Tr Eukalyptusöl
Achten Sie darauf, dass Ihr Kind danach ins Bett geht und warm zugedeckt ist.

Erfahrungsgemäß gibt es ein Theater, wenn das Kind inhalieren soll. Versuchen Sie es einfach mit einem Halswickel, der über Nacht getragen wird.

Halswickel
2 Tr Pfefferminzöl, 2 Tr Cajeputöl, 2 Tr Teebaumöl
Verwenden Sie ein Baumwolltuch, z. B. eine Stoffwindel, falten Sie sie zusammen und tropfen das Öl direkt auf. Achten Sie bitte darauf, dass das Öl keinen direkten Hautkontakt hat, denn das würde Hautirritationen hervorrufen. Binden Sie das Tuch locker um den Hals. Über Nacht getragen, bringt es wesentliche Erleichterung und verhilft zu einem guten Schlaf.

Auch können Sie die Badewanne wählen, um einer Erkältung Herr zu werden. Bitte lassen Sie Ihre Kinder während eines Erkältungsbades nie unbeaufsichtigt, da es zu Kreislaufschwierigkeiten kommen kann. Nach dem Bad sollte Ihr Kind sofort zu Bett gehen und sich auskurieren.

Erkältungsbad
2 Tr Teebaumöl, 2 Tr Cajeputöl, 1 Tr Eukalyptusöl
Mischen Sie die ätherischen Öle mit 2 EL Honig, mengen Sie es anschließend dem Badewasser bei.

Ätherische Öle können aber nicht nur zum Kurieren von Infekten und zum Lindern von Beschwerden verwendet werden. Wenn Ihr Kind zum Schulkind wird, können Sie die konzentrationsfördernde Wirkung der Öle schätzen lernen.
Duftlampen helfen, die Konzentration und Lernfähigkeit zu steigern. Auch kann man damit durch eine entspannte Atmosphäre Zuversicht und Selbstsicherheit schaffen, die man braucht, um die Anforderungen der Schulsituation zu erfüllen.

Gegen Schulstress: in der Duftlampe
5 Tr Orangenöl, 5 Tr Lemongrasöl

Sobald Ihr Kind in die Pubertät kommt, wird es ätherische Öle schon selbst aussuchen, um mit der Aromalampe seine eigenen Duftmischungen zu kreieren.
Normalerweise greift man automatisch zu den Düften, die der eigenen Stimmung am besten entsprechen. Auch für Probleme, die diese Entwicklungszeit mit sich bringt, kann auf die Hilfe der Natur zurückgegriffen werden.
So treffen etwa Hautprobleme fast jeden Jugendlichen. Der Einsatz von Teebaumöl bietet sich an, um die Jugendakne wirkungsvoll zu behandeln. Man kann Teebaumöl pur auf die entzündeten Hautstellen auftragen oder eine Gesichtslotion zur Reinigung und Hautberuhigung verwenden.

Lotion gegen Hautprobleme
50 ml Weingeist (reiner Alkohol), 10 Tr Teebaumöl, 5 Tr Lavendelöl, 3 Tr Kamillenöl
Inhalationen helfen ebenfalls, das Hautbild zu klären und Entzündungen vorzubeugen.

Inhalation gegen Hautprobleme
5 Tr Kamillenöl blau, 3 Tr Lavendelöl

Ein sanftes Peeling löst die Verhornungen der Poren, dadurch entzünden sich die Talgdrüsen weniger.

Peeling gegen Hautprobleme
Mischen Sie 50 g Weizenkleie mit 50 ml Buttermilch und geben Sie folgende ätherische Öle dazu:
3 Tr Teebaumöl, 1 Tr Kamillenöl blau, 1 Tr Lavendelöl
Die Mischung auf die Haut auftragen, fünf Minuten einwirken lassen, anschließend in sanften, kreisenden Bewegungen mit einem feuchten Wattebausch abnehmen.

Konsequente Hautpflege sollte eine Selbstverständlichkeit werden. Sauberkeit, häufiges Wechseln der Handtücher und die Verwendung von Wattepads zur direkten Behandlung sind unumgänglich. In dieser Zeit wird die Grundeinstellung zur Haut- und Körperpflege für das ganze Leben gefestigt.
Ätherische Öle begleiten ein Kind von den ersten Lebenstagen bis in die Zeit, in der es selbst sein Leben in die Hand nimmt. Durch die selbstverständliche Verwendung und die Erfahrungswerte aus den Anwendungen der ätherischen Öle wird auch ein Grundstein gelegt für eine lebenslange Einstellung zu natürlichen Heil- und Entspannungshilfen, die einem gedankenlosen Griff zu medizinischen Präparaten vorbeugt.

Krankheiten und ätherische Öle

Um ätherische Öle aufzutragen, eignen sich die folgenden altbewährten Methoden am besten.

Umschläge mit Heilerde

2-3 EL Heilerde, warmes Wasser, 2 Tr Lavendelöl, 2 Tr Kamillenöl blau
Die Umschläge bringen Erleichterung bei Prellungen, Verstauchungen und blauen Flecken. Vermischen Sie die Heilerde mit warmem Wasser zu einem Brei und geben Sie anschließend das Lavendelöl und das Kamillenöl blau dazu. Streichen Sie diese Mischung auf ein Tuch und legen dieses auf die betroffenen Stellen.

Beinwickel

100 ml Wasser, 100 ml naturreiner Essig (keine Essenz!), 2 Tr Eukalyptusöl
1 Tr Zitronenöl
Ideal bei Fieber, da fiebersenkend. Wasser und naturreiner Essig werden gemischt, dann kommen Eukalyptusöl und Zitronenöl dazu. Die Mischung wird auf Handwärme (lauwarm) erwärmt. Tränken Sie damit ein Tuch und legen es auf die Füße. Beginnen Sie mit dem Unterfuß und wickeln Sie bis zur Wade. Anschließend dem kleinen Patienten Stutzen anziehen, damit sich die Öle optimal entfalten können. Diesen Wickel anfangs jede Stunde erneuern, nach fünf Mal reicht eine Erneuerung alle drei Stunden.

Zwiebeltascherln gegen Ohrenschmerzen

1 ganze Zwiebel, 1 Tr Lavendelöl
Zwiebeltascherln bringen optimale Erleichterung bei Ohrenschmerzen – ideal auch bei eitrigen Ohren. Die Zwiebel klein schneiden oder hacken, mit 1 Tr Lavendelöl mischen und im Backrohr kurz erwärmen. In ein Tuch einschlagen und auf das Ohr legen.

Gegen Appetitlosigkeit: in der Duftlampe

3 Tr Orangenöl, 2 Tr Fenchelöl, 1 Tr Majoranöl

Inhalation gegen Atembeschwerden
500 ml Wasser, 2 Tr Eukalyptusöl, 1 Tr Latschenkieferöl, 1 Tr Thymianöl
Mindestens fünf Minuten inhalieren.

Wattepad gegen Augenentzündung
10 ml Rosenwasser, 1 Tr Kamillenöl blau
Mischen Sie das Rosenwasser und das Kamillenöl blau und tropfen Sie diese Mischung auf ein Wattepad. Dieses Pad 15 Minuten auf die Augen legen und anschließend die Augen mit warmem Kamillentee auswischen.

Massageöl gegen Bauchschmerzen und Blähungen
1 EL Mandelöl, 1 Tr Kamillenöl blau, 2 Tr Fenchelöl
Diese Mischung leicht erwärmen und den Bauch im Uhrzeigersinn ein paar Minuten massieren.

Blasenentzündung
3 EL Vollmilch, 2 Tr Kamillenöl blau
Geben Sie diese Mischung in warmes Wasser und machen damit Sitzbäder.

Gegen Brechreiz
1 Tr Pfefferminzöl
Das Öl auf ein Taschentuch geben und tief einatmen lassen.

Brustbalsam gegen Erkältung
40 g Lanolin (Wollwachs) aus der Apotheke,
10 g Bienenwachs, 3 Tr Teebaumöl, 3 Tr Pfefferminzöl,
3 Tr Eukalyptusöl, 2 Tr Thymianöl
Bei einer Verkühlung eignet sich am besten ein Balsam für die Behandlung. Die Herstellung ist sehr einfach. Lanolin und Bienenwachs werden gemischt und im Wasserbad erhitzt, bis beide Substanzen geschmolzen sind. Während der Abkühlphase geben Sie die ätherischen Öle dazu. Tragen Sie den Brustbalsam vor dem Einschlafen auf Brust und Rücken auf, legen Sie ein Baumwolltuch darüber und ziehen Ihrem Kind dann den Schlafanzug über.

Gurgelwasser gegen Halsschmerzen
1 Tr Salbeiöl, 1 Tr Teebaumöl
Geben Sie diese ätherischen Öle in ein Glas warmes Wasser und gurgeln damit ein paar Minuten.

Tinktur gegen Insektenstiche
ein paar Tr Lavendelöl oder Teebaumöl
Um den Juckreiz zu dämpfen und die Heilung zu beschleunigen, tupfen Sie die Stiche mit Lavendel- oder Teebaumöl ab. Auf die Stiche kann das Öl pur aufgetragen werden.

Lotion gegen Juckreiz
1 EL Heilerde (in eine Schale geben), 100 ml Lavendelwasser,
10 Tr Lavendelöl, 3 Tr Kamillenöl blau
Diese Rezeptur ist bei allen Krankheiten geeignet, die einen Juckreiz auslösen. Vermischen Sie Heilerde und Lavendelwasser zu einer Emulsion. Dann geben Sie die ätherischen Öle zu. Mit dieser Lotion können Sie auch Feuchtblattern behandeln.

Gegen Konzentrations- und Lernprobleme: in der Duftlampe
5 Tr Lemongrasöl, 3 Tr Orangenöl

Lotion gegen Nasenbluten
2 Tr Pfefferminzöl
Auf ein leicht feuchtes Tuch tropfen und in den Nacken legen.

Öl gegen Verbrennungen
etwas Lavendelöl
Pur auf die betroffenen Stellen geben.

Öl gegen Warzen
reines Teebaumöl
Warzen damit betupfen.

Selbst gemachte Baby- und Kinderpflege

Für die zarte Baby- und Kinderhaut ist eine reizarme Pflege besonders wichtig. Die Kinderpflege soll schützen, reinigen und nähren. Um die Haut nicht auszulaugen und auszutrocknen, reicht es aus, Babys einmal pro Woche zu baden. Gut geeignet sind Öl- oder Schlagobersbäder. Nach einem solchen Bad braucht die Haut nicht eingecremt zu werden.
In der kalten Jahreszeit ist es sehr wichtig, das Gesicht mit einer Schutzcreme zu pflegen. Um den Kindern die Pflege schmackhaft zu machen, sind Produkte zu empfehlen, die nach Zitrusölen duften.

Kindershampoo

100 ml Shampoo-Basis (erhältlich in Drogerien und Apotheken von Styx Naturkosmetik), 8 Tr Orangenöl, 4 Tr Mandarinenöl
Die Zutaten gut mischen – fertig.

Babypuder

50 g Talkumpuder, 4 Tr Lavendelöl, 4 Tr Kamillenöl
Das ätherische Öl in das Puder geben und gut schütteln.

Babyschutzcreme

30 ml Mandelöl, 5 g Bienenwachs, 3 g Sheabutter,
3 Tr Kamillenöl, 3 Tr Lavendelöl
Mandelöl, Bienenwachs und Sheabutter im Wasserbad auf ca. 60 °C erhitzen, bis alle Zutaten geschmolzen sind, nach dem Schmelzen mit dem Abkühlen beginnen und bei ca. 35 °C die Öle zusetzen.

Wundsalbe

10 ml Weizenkeimöl, 10 ml Macadamianussöl,
5 g Bienenwachs, 10 g Sheabutter, 5 Tr Lavendelöl,
3 Tr Kamillenöl blau, Bienenwachs
und Sheabutter
im Wasserbad auf ca. 60 °C erhitzen, bis alle Zutaten geschmolzen sind, nach dem Schmelzen mit dem Abkühlen beginnen und bei ca. 35 °C Öle zusetzen.

In der Küche

In der Küche

Ätherische Öle sind, wie schon so oft gesagt, die „Seele der Pflanzen". Und was liegt näher, als diese kostbaren Essenzen dort einzusetzen, wo am meisten zu unserem Wohlbefinden geschieht, ob nun körperlich oder seelisch. Beim Essen!
Es wird mir wohl jeder Recht geben, wenn ich behaupte, dass unsere Ernährung ein wesentlicher Faktor in unserem Leben ist, ausschlaggebend für unsere Gesundheit. Ernährungsratgeber gibt es mittlerweile ohne Zahl. Aber eines hat der Großteil dieser Bücher gemeinsam. (Wenn wir die Werke von sehr extremen Autoren auslassen, die z. B. den Verzehr von reiner Rohkost propagieren.) Alle sprechen von einer gesunden Ernährung, wenn die Zusammensetzung unseres Speisezettels eine Mischkost beinhaltet, hergestellt aus frischen, wertvollen Rohstoffen.
Wie die Zusammensetzung dieser Mischkost aussehen soll, ist auch allgemein bekannt:

- Obst und Gemüse
- Getreide
- Milchprodukte
- Fleisch
- Fette
- Süßwaren

In den letzten Jahren ist es gelungen, diese Vorstellung in der Bevölkerung zu verankern. Wer sich heute ungesund ernährt, weiß dies zumindest. Aber ich finde es schade, dass sich noch sehr wenig Literatur mit den Auswirkungen von Nahrungsmitteln und Esskultur auf unser körperliches und seelisches Wohlbefinden befasst. Es gibt zwar mittlerweile schon genug Literatur, warum z. B. Ballaststoffe und gewisse Eiweißstoffe, gesättigte und ungesättigte Fettsäuren und dergleichen mehr positiv oder negativ auf unsere Gesundheit einwirken. Aber mit der Wirkung von Pflanzen jenseits der

reinen Aufgliederung nach Vitaminen und Ballaststoffen, nach Mineralstoffen, Kohlenhydraten und Eiweißstoffen befasst sich selten jemand. Dabei sind gerade die Würzkräuter, bestimmte Früchte und Blüten so reich an bestimmten Wirkstoffen, die unsere Körperfunktionen sehr stark beeinflussen. Sie sind natürlichen Ursprungs, kein Chemiker hatte seine Finger bei der Entwicklung „drin". Auf Grund dieser Stoffe wurden und werden viele dieser Pflanzen seit langer Zeit in der Heilkunde verwendet. Auch die Pharmaindustrie hat sich schon längere Zeit der Untersuchung und Verwendung dieser Stoffe angenommen.
Was liegt also näher, als sich bei der Nahrungsaufnahme aus der „Apotheke Gottes" zu bedienen? Aber wie auch in einer richtigen Apotheke gehören Fachwissen und Verantwortungsgefühl dazu. In der Medizin und in der Küche gilt: Die Dosis macht das Gift!

Das Fachwissen für den Gebrauch der ätherischen Öle in der Küche ist leicht erlernt. Es gibt nur einige Grundsätze:

- Denken Sie immer daran: Ätherische Öle sind die „Seele der Pflanzen". Sie sind Konzentrate in der reinsten Form, dementsprechend geschmack- und geruchsintensiv. *Dosieren Sie immer dementsprechend!*
- Erlaubt ist, was schmeckt. Warum sollten Sie kein Wacholderöl in den Karottensalat geben, wenn Sie den Geschmack lieben? Lassen Sie Ihrer Experimentierfreude freien Lauf!
- Fügen Sie die Öle den Speisen erst bei, wenn sie nicht mehr kochen müssen.

Das wär's für den Grundkurs im Gebrauch von ätherischen Ölen in der Küche. Erschrecken Sie nicht, wenn sie auf den Fläschchen von ätherischen Ölen das Gefahrenkreuz sehen. Es hat seine Berechtigung. Diese Konzentrate sind so stark, dass sie in purer Form ätzend sein können. Sie können leicht brennbar sein oder bei zu hoher Dosierung Vergiftungen hervorrufen. Das Andreaskreuz lässt Sie daran denken, wie Sie diese Öle verwenden sollen: Sparsam und sorgsam, wie es wertvollen Dingen zukommt.
Nebenbei bemerkt, es ist ein Wunder, warum am Speisesalz nicht auch das Andreaskreuz abgebildet sein muss. Eine erhöhte Menge davon, pur geges-

sen, führt zum Tod. Eine ganze Muskatnuss kann tödlich sein. Ein Küchenmesser ist ein Mordinstrument. Speiseöl ist höchst brennbar. Rohe Bohnen rufen eine Vergiftung hervor, genauso wie unreinliches Arbeiten mit Geflügel und Fisch.

Seien Sie sich bitte bewusst, was Sie alles in Ihrer Küche an gefährlichen Essenzen, Lebensmitteln und auch Werkzeugen haben. Sie nehmen es vielleicht gar nicht mehr wahr, weil Ihnen seit Ihrer Kindheit der richtige Gebrauch dieser Dinge nahe gebracht wurde. Ätherische Öle in der Küche sind vielleicht neu für Sie. Aber seien Sie versichert, sie sind eine große Bereicherung, die den notwendigen sorgfältigen Umgang mehr als aufwiegt.

Der Geruchssinn

Ätherische Öle haben Auswirkungen nicht nur wegen ihrer Inhaltstoffe. Auch die Duftstoffe, die sie freisetzen, lösen in unserem Nervensystem etwas aus. Niemand wird abstreiten, dass der Duft von frischem Brot ein Gefühl von Wohlbehagen bringt, vor dem geistigen Auge ein gemütliches, gemeinsames Frühstück entstehen lässt. Der Duft von Gulasch lässt vielleicht die Stimmung eines lustigen Abends aufkommen, und Zimtsterne und Vanillekipferln schicken uns einen Gruß vom Advent. Aber warum ist das so?

Der Geruchssinn ist unser entwicklungsgeschichtlich ältester Sinn. Er hat seinen Sitz im limbischen System, das zum Stammhirn gehört. Das Stammhirn ist der älteste Teil unseres Gehirns. Dort werden Sinnesreize aufgenommen und vom aktiven Bewusstsein unbeeinträchtigt ausgewertet und weitergeleitet. Hören und Sehen beispielsweise unterliegen immer einer gewissen „Zensur", sie werden durch unsere Erfahrungswerte gefiltert.

Der Geruchssinn hingegen ist direkt mit unseren tiefsten Schichten, unseren natürlichen Trieben und auch mit den unbewusst gespeicherten Erinnerungen verbunden. Dadurch sind wir den Düften und Gerüchen auch so ausgeliefert, wir können einem Geruch, der beispielsweise unsere Sexualität oder unseren Nahrungstrieb anspricht, gar nicht ausweichen oder ihn ignorieren. Wir nehmen ihn wahr. Ob wir mit dem Menschen flirten, dessen Geruch uns so anspricht, ob wir in das frische Brot beißen, das so gut duftet, bleibt allein unserer Selbstbeherrschung überlassen.

Natürlich werden Dufterfahrungen auch noch durch persönliche Erfahrungswerte gefiltert. Es wird zum Beispiel weltweit keinen Menschen geben, der Aasgeruch appetitanregend findet. Sehr wohl aber kann jemand den Geruch von Kamille abstoßend finden. Bei der Ablehnung von Kamille kommt vielleicht ein persönliches Dufterlebnis der negativen Art zum Tragen, das unterbewusst wirkt. Vielleicht wurde bei einer Krankheit im Kindesalter Kamillentee verabreicht und die Gesamtsituation als schrecklich empfunden. Oder man hat nach dem Genuss diese Tees erbrochen.
Wie auch immer, man sollte in jedem Fall auf sein eigenes Selbst hören, wenn es darum geht, Nahrungsmittel auszuwählen. Wenn die Hemmschwelle zu groß ist, wenn ein Duft als widerlich empfunden wird, hat es keinen Sinn, genau dieses Nahrungsmittel zu wählen. Im Normalfall ist der Körper, wenn er vom Geruchssinn her gesteuert wird, viel klüger als unsere bewussten Sinne. Abgesehen davon ist es absolut nicht notwendig, etwas zu sich zu nehmen, zu dem man sich erst überreden oder gar überwinden muss. Unsere Nahrungspalette ist so groß, da ist für jeden etwas dabei.
Die Auswahl der ätherischen Öle für die Küche sollte auch nach diesen Gesichtspunkten getroffen werden.

Wirkungen in der Küche

Im Allgemeinen gilt: Ätherische Öle nehmen Einfluss auf unsere Psyche und unser körperliches Wohlbefinden. Man teilt Öle grob in vier Wirkungskreise ein:

- Wurzelöle „erden" uns und haben Einfluss auf Organe des Unterkörpers wie Verdauungsapparat und Sexualorgane, z. B. Ingwer.
- Blattöle: Stängel und Stamm haben Einfluss auf die Organfunktionen des Oberkörpers, wie Bronchien, Herz, Magen, sowie Entgiftungsorgane, z. B. Rosmarin, Melisse, Basilikum.
- Blütenöle haben starken Einfluss auf unser Nervensystem und die Sinnesfunktionen, z. B. Lavendel, Neroli, Rose, Jasmin.
- Fruchtöle: Früchte und Samen haben eine Mischwirkung zwischen Blatt- und Blütenölen, z. B. Orange, Limette, Grapefruit, Koriander, Anis.

ANIS *(Fruchtöl)*
Wirkung: appetitsteigernd, verdauungsanregend, blähungstreibend und krampflösend
Duft: beruhigend
Verwendung: Suppen, Karotten und Fenchelgemüse, Brot und Gebäck, Fisch, Desserts, Milchgerichte, Likörherstellung

BAY *(Blattöl)*
Wirkung: verdauungsanregend, fördert die Erzeugung von Magensaft
Duft: anregend, erfrischend, energiebringend
Verwendung: Suppen, Eintöpfe, Getreidegerichte, Fleisch und Fisch, schwere Aufläufe, Kompotte

BASILIKUM *(Blattöl)*
Wirkung: verdauungsfördernd, regt die Entgiftungsorgane an
Duft: aufmunternd, kräftigend
Verwendung: das ideale Gewürz für die italienische Küche, Tomaten, Pilze, Melanzani, Geflügel, Fisch, Fleisch, Mozzarella, Nudelgerichte, Aufläufe, Wurst, Pasteten, Salatdressing, Ölmischungen für Grillage

BERGAMOTTE *(Fruchtöl)*
Wirkung: verdauungsfördernd, regt die Entgiftungsorgane an, desinfizierend
Duft: frisch, fruchtig und blumig, anregend
Verwendung: für schwer verdauliche Kohlgerichte, Milchspeisen, Dressings, Desserts, feine Patisserie

CITRONELLA *(Blattöl)*
Wirkung: verdauungsfördernd, regt die Entgiftungsorgane an
Duft: energiebringend, anregend
Verwendung: Fruchtschalen, Spargel, Fisch, Geflügel, Dressings, Kuchen und Desserts, Drinks

FENCHEL *(Fruchtöl)*
Wirkung: magenstärkend, blähungsfördernd, verdauungsfördernd
Duft: beruhigend und ausgleichend
Verwendung: Karotten, Kohlgemüse, Bohnen, Getreide, Dressings, Fisch und weißes Fleisch, Saucen, Brot und Gebäck, Tees

GRAPEFRUIT *(Fruchtöl)*
Wirkung: verdauungsfördernd, regt die Entgiftungsorgane an
Duft: energiebringend, anregend
Verwendung: Fruchtschalen, Spargel, Fisch, Geflügel, Dressings, Kuchen und Desserts, Drinks

INGWER *(Wurzelöl)*
Wirkung: stärkend, verdauungsfördernd
Duft: belebend, wärmend
Verwendung: Suppen, Gemüse, eingelegtes Obst und Gemüse, Fruchtsalate, Fleisch und Fisch, Reisgerichte, asiatische Küche, Desserts, Getränke

KORIANDER *(Fruchtöl)*
Wirkung: magenstärkend, durchfallhemmend, blähungstreibend
Duft: beruhigend, ausgleichend
Verwendung: Suppen, Eintöpfe, Getreide- und Gemüsegerichte, Fleisch, Fisch und Geflügel, Essiggemüse, Saucen, Brot und Backwaren, asiatische Küche

LAVENDEL *(Blattöl)*
Wirkung: stärkend, verdauungsfördernd, regt die Entgiftungsorgane an
Duft: aktivierend und ausgleichend, schlaffördernd
Verwendung: Desserts, Fruchtschalen, Fisch und helles Fleisch, mediterrane Küche

LEMONGRAS *(Blattöl)*
Wirkung: verdauungsfördernd
Duft: erfrischend, stimulierend
Verwendung: Suppen, helles Fleisch und Fisch, Kaltschalen, Salate und Desserts

LIMETTE *(Fruchtöl)*
Wirkung: verdauungsfördernd, regt die Entgiftungsorgane an
Duft: energiebringend, anregend
Verwendung: Fruchtschalen, Spargel, Fisch, Geflügel, Dressings, Kuchen und Desserts, Drinks

MAJORAN *(Blattöl)*
Wirkung: magenstärkend und magenberuhigend, verdauungsfördernd
Duft: ausgleichend, belebend
Verwendung: Eintöpfe, Bohnen- und Tomatengerichte, Kürbis- und Kartoffelgerichte, Nudeln, Fisch, Fleisch, Innereien und Geflügel, Pasteten

MANDARINE, ORANGE, ORANGE BITTER *(Fruchtöle)*
Wirkung: verdauungsfördernd, regt die Entgiftungsorgane an
Duft: energiebringend, anregend
Verwendung: Fruchtschalen, Spargel, Fisch, Geflügel, Dressings, Kuchen und Desserts, Drinks

MELISSE *(Blattöl)*
Wirkung: magen- und darmberuhigend
Duft: Energie bringend, stärkend und aufhellend
Verwendung: Suppen, Salate, Saucen, Apfel- und Sellerierohkost, Kompotte und Sorbets

MUSKATNUSS *(Fruchtöl)*
Wirkung: magenstärkend, verdauungsanregend
Duft: vitalisierend, stimulierend
Verwendung: Kohlgerichte, Kartoffelgerichte, Suppen und Eintöpfe, Lauch- und Zwiebelspeisen, helles Fleisch und Fisch, Pasteten, Kompotte und Bäckerei

NELKE *(Fruchtöl)*
Wirkung: verdauungsfördernd, regt die Entgiftungsorgane an
Duft: anregend, ausgleichend
Verwendung: Reisgerichte, Fruchtschalen, Milchgerichte, dunkles Fleisch, Kohlgerichte, Tomatensauce, Kompotte, Backwaren, Getränke

NEROLI *(Blütenöl)*
Wirkung: magenanregend
Duft: aphrodisierend, stimulierend
Verwendung: Kaltschalen, Dressings, Milchgerichte, helles Fleisch, Saucen, Marmeladen, Desserts, Getränke

ORIGANUM *(Blattöl)*
Wirkung: magenstärkend, verdauungsanregend, regt die Entgiftungsorgane an
Duft: stärkend, gibt Mut und Zuversicht
Verwendung: mediterrane Küche, Suppen, Fleisch, Pasteten und Wurst, Tomaten und Kartoffelgerichte

PFEFFERMINZE *(Blattöl)*
Wirkung: verdauungsfördernd, blähungshemmend, magenstärkend
Duft: erfrischend, aktivierend, stimulierend
Verwendung: Salate, Kaltschalen, Joghurt, Bohnen und Hülsenfrüchte, Lamm und Fisch, Desserts und Getränke

PFEFFER SCHWARZ *(Fruchtöl)*
Wirkung: verdauungsanregend, desinfizierend
Duft: belebend
Verwendung: überall einsetzbar, wo eine aromatische Schärfe gewünscht ist

ROSE *(Blattöl)*
Wirkung: stärkend
Duft: harmonisierend, aphrodisierend
Verwendung: Frucht- und Kaltschalen, Joghurtgerichte, Rosenwasser, Reis, Desserts, Konfekt, Getränke

ROSMARIN *(Blattöl)*
Wirkung: magen- und verdauungsberuhigend, regt die Entgiftungsorgane an
Duft: bewusstseins- und nervenstärkend
Verwendung: Suppen, Eintöpfe, Kartoffelgerichte, Wild, Rindfleisch, Lamm und Fisch, dunkle Saucen, Dressing, Pilze, Tomaten und Paprika

SALBEI *(Blattöl)*
Wirkung: antibakteriell und magenberuhigend
Duft: belebend und ausgleichend
Verwendung: Suppen, Salate, Dressings, helles Fleisch und Fisch, Kartoffel- und Nudelgerichte

WACHOLDER *(Fruchtöl)*
Wirkung: magenstärkend und beruhigend, blähungshemmend
Duft: kräftigend, erdend
Verwendung: Kohlgerichte, Wild, dunkles Fleisch, dunkle Saucen, eingelegtes Gemüse

YSOP *(Blattöl)*
Wirkung: blähungshemmend, magenstärkend, appetitanregend, magensaftanregend, verdauungsfördernd
Duft: belebend, anregend
Verwendung: Suppen, Salate, Dressings, Fleisch und Fisch, Kartoffel- und Nudelgerichte, Bohnengerichte

ZIMT *(Blattöl)*
Wirkung: magenstärkend und verdauungsfördernd
Duft: wärmt, öffnet die Sinne, harmonisiert
Verwendung: Milchgerichte, Backwaren, Getränke, sparsam in der asiatischen Küche

ZITRONE *(Fruchtöl)*
Wirkung: verdauungsfördernd
Duft: belebend und erfrischend
Verwendung: Salate, Suppen, helles Fleisch und Fisch, Frucht- und Kaltschalen, Wurzelgemüse, Getreide- und Reisgerichte, Dressings, Backwaren und Desserts, Getränke

Die Verwendung von den ätherischen Ölen ist aus mehreren Gründen zu einer Selbstverständlichkeit für mich geworden:

- Sie sind lange haltbar, das heißt sie sind immer griffbereit.
- Sie sind sehr sparsam in der Dosierung.
- Sie bringen eine große Vielzahl verschiedener Nuancen in die einzelnen Speisen.
- Palatschinken z. B. mit Mandarinenöl schmecken einfach anders, als wenn man 1 Tr Zimtöl hinzufügt. Mit wenig Aufwand eine große Wirkung.
- Ich kann mit meinen Speisen einen direkten Einfluss auf die Gesundheit nehmen.
- Man kann die negative Wirkung mancher Speisen verhüten, z. B. Blähungen bei Szegediner Gulasch, indem man Wacholderöl dazugibt. Oder man kann bestehende Beschwerden lindern: Wenn man z. B. Sodbrennen und Magendrücken hat, gibt es Karotten mit Fenchel und Anis.

Rezepte

Im Folgenden finden Sie einige Rezepte, die ich selbst schon lange in meiner Küche verwende. Sie sind alle für zwei Personen gerechnet.

Kalte Vorspeisen, Salate und Aufstriche, pikante Kaltschalen

Lachs mit pikanter Gervaiscreme

15 dag Räucherlachs, 10 dag Gervais, 1 dag geriebener Kren (oder ein EL Oberskren aus dem Glas), 1 Tr Pfefferöl, 1 Tr Zitronenöl, 1 Tr Ingweröl, Salz
Garnitur: unbehandelte Zitrone, Salat
Den Gervais mit allen Zutaten cremig rühren, entweder mit einem Esslöffel aufsetzen oder mit einem Spritzsack dressieren. Den Lachs gefällig darauf legen, mit grünem Salat dekorieren. Dazu die in Scheiben geschnittene Zitrone.

Wurst in Aspik

1 Päckchen Gelatine, 10 dag nudelig geschnittene Wurst, Schinken oder Rindfleisch, 10 dag gekochtes Mischgemüse, 2 Tr Zitronenöl, 2 Tr Origanumöl, 2 Tr Basilikumöl, 1 Tr Pfefferöl, Salz, einige Blättchen frische Petersilie
Bereiten Sie die Gelatine nach den Angaben auf der Verpackung zu, fügen Sie alle restlichen Zutaten bei. Spülen Sie Formen (oder Müslischüsseln, Kaffeetassen etc.) mit kaltem Wasser aus, legen Sie die gewaschenen Petersilblätter auf den Grund und füllen die Masse langsam ein. Kalt stellen. Nach dem Festwerden das Gefäß kurz in heißes Wasser tauchen, auf einen Teller stürzen. Dekorieren mit Tomaten, Gurken etc.

Topfenaufstrich

25 dag Topfen (20 %), 1 TL Tomatenmark,
1 TL Rosenpaprika, 1 Tr Pfefferöl,
1 Tr Lemongrasöl, 2 EL Sauerrahm,
Salz, klein geschnittener Schnittlauch

Verrühren Sie alle Zutaten, fügen Sie den frisch geschnittenen Schnittlauch dazu. (Versuchen Sie auch einmal, statt Schnittlauch gehackte Küchenkräuter zu nehmen, gibt es tiefgefroren.) Kühl stellen.

Karottensalat mit Stangensellerie

15 dag Karotten, 10 dag Stangensellerie,
1 EL Mayonnaise (wenn selbst gemacht,
bitte mit Olivenöl), 1 EL Sauerrahm,
3 Tr Fenchelöl, 1 Tr Orangenöl, 2 Tr Zitronenöl, Salz

Reißen Sie die Karotten grob, den Stangensellerie schneiden Sie in feine Scheiben. Die restlichen Zutaten vermengen Sie zu einer Marinade und verrühren sie mit dem Gemüse.

Bohnensalat

1 Kaffeetasse getrocknete Bohnen (am besten
sind die großen, dunklen), 4 Tr Origanumöl,
2 Tr Majoranöl, 2 Tr Zitronenöl, 1 Zwiebel,
Kernöl (wenn Sie das nicht mögen, nehmen Sie
helles Salatöl), Essig, Salz

Die Bohnen am besten über Nacht in der vierfachen Menge Wasser einweichen. Fügen Sie einen TL Essig bei. Kochen Sie die Bohnen in diesem Wasser mit einem Teelöffel Salz weich, fügen Sie eine halbe Stunde vor dem Weichwerden die ätherischen Öle hinzu. Kochwasser abgießen und Bohnen auskühlen lassen. Zwiebel feinnudelig schneiden. Marinieren Sie mit Öl und Essig, wenn notwendig nachsalzen. Wenn Sie gekochtes Rindfleisch, Wurst oder auch Käse zugeben, Paprika und Tomaten zufügen, haben Sie ein perfektes kaltes Essen.

Gurkenkaltschale

1 Salatgurte, 3 EL Sauerrahm, 1 Tr Pfefferminzöl,
2 Tr Zitronenöl, 1 Tr Korianderöl, 1 Knoblauchzehe, Salz

Zwei Drittel der Gurke schneiden und fein reißen. Die Masse salzen und eine halbe Stunde stehen lassen. Öle und Sauerrahm dazumischen, mit dem Stabmixer pürieren. Die restliche Gurke in feine Würfel schneiden, in die Kaltschale geben. Die Knoblauchzehe fein hacken, über die Suppe streuen. Mit Dill oder Petersilie garnieren. Diese Kaltschale ist als Sommersuppe sehr geeignet.

Kartoffelsuppe mit Karotten und Speck

2 große Kartoffeln, 2 dag Schinkenspeck,
1 Suppenwürfel (oder klare Rindsuppe),
1 kleine Karotte, 2 Tr Majoranöl, 1 Tr Muskatnussöl,
2 Tr Pfefferöl, 1 EL Schlagobers

Die Kartoffel in Würfel schneiden, in einem halben Liter Suppe (oder Wasser mit Suppenwürfel) weich kochen. Mit dem Stabmixer pürieren. Die kleine Karotte in feine Scheiben schneiden und zusammen mit dem würfelig geschnittenen Speck anrösten. Die Öle einrühren, Karotten und Speck dazu geben. Kurz ziehen lassen. Vor dem Anrichten 1 EL Schlagobers einrühren.

Gemüsesuppe mit Muskatbrot

25 dag gemischtes Gemüse (je nach Jahreszeit),
1/2 l Gemüsesuppe (Würfel), 1 Tr Zitronenöl,
1 Tr Thymianöl, 1 Tr Pfefferöl, eventuell Parmesan,
4 Scheiben Weißbrot, 1 TL Butter, 1 Prise Salz, 1 Tr Muskatöl

Schneiden Sie das Gemüse in Würfel und kochen Sie es in der Suppe bissfest. Fügen Sie der Suppe die ätherischen Öle bei und lassen sie kurz ziehen. Zerlassen Sie die Butter, rühren Salz und Muskatöl ein. Bestreichen Sie das Weißbrot und überbacken Sie es kurz im Backrohr, bis es etwas Farbe annimmt. Richten Sie die Suppe an, servieren Sie Parmesan dazu und das Muskatbrot.

Hauptgerichte mit Fisch, Fleisch und Gemüse, Mehlspeisen

Lachssteak mit Kartoffeln

2 Lachssteaks (ca. 18 dag pro Person), 2 Tr Zitronenöl,
1 Tr Lemongrasöl, 1 Tr Bayöl, 2 Tr Limettenöl,
1 EL Butter, Salz, 2 große Kartoffeln
Die Butter schmelzen und mit den Ölen vermengen. Backrohr auf 180 °C vorheizen. Die Kartoffeln schälen und in dünne Scheiben schneiden, in eine feuerfeste Form geben, zehn Minuten vor dem Fisch ins Backrohr stellen. Die Lachssteaks leicht salzen und beidseitig mit der flüssigen Butter bestreichen (geht am leichtesten mit dem Küchenpinsel). In die feuerfeste Form auf die Kartoffeln legen. Backzeit 20 Minuten.

Rindsgeschnetzeltes

20 dag Rindfleisch (Zapfen oder Schulter),
1 große Zwiebel, 1 EL Öl, 3 Tr Majoranöl,
2 Tr Basilikumöl, 1 Tr Thymianöl, 3 Tr Zitronenöl,
1 Tr Pfefferöl, Salz, 1 Tl Mehl, 2 EL Sauerrahm
Die fein gehackte Zwiebel im Öl anrösten und das klein geschnittene Fleisch dazugeben. So lange rösten, bis das Fleisch Farbe genommen hat, dann mit einem Viertelliter Wasser aufgießen und salzen. Zudecken und ca. ein bis eineinhalb Stunden dünsten. (Mit dem Kelomat geht's schneller.) Das Mehl mit dem Sauerrahm verrühren und einrühren. Fünf Minuten kochen lassen. Die ätherischen Öle hinzufügen und abschmecken.

Hühnerbrust in Muskat-Salbei, Oberssauce mit Orangen

2 Hühnerfilets, 2 EL Olivenöl, Salz, 1 TL Mehl,
2 Tr Muskatöl, 2 Tr Salbeiöl, 1 Tr Pfefferöl,
50 ml Schlagobers, 1/2 Orange,
50 ml Hühnersuppe (eventuell Würfel)
Die beiden Hühnerfilets im Olivenöl scharf anbraten, herausnehmen, salzen und im Backrohr 20 Minuten bei 180 °C in einer feuerfesten Form garen. Das

Mehl in den Ölrückstand in der Pfanne einrühren, mit der Hühnersuppe aufgießen, drei Minuten köcheln lassen. Die Öle in das Obers einrühren, dazugießen, kurz ziehen lassen. Die halbe Orange in dünne Scheiben schneiden und dazugeben. Die Hühnerfilets herausnehmen, schräg in Scheiben schneiden, wieder in die Form legen und mit der Soße übergießen. Fünf Minuten ziehen lassen. Mit frischen Salbeiblättern und Orangenscheiben garnieren.

Gemüseauflauf mit Kartoffeln und Käse

20 dag Gemüse nach Saison, 25 dag Kartoffeln,
10 dag geriebener Käse, 1/4 l Sauerrahm, 1 Ei, Salz,
1 Tr Anisöl, 2 Tr Orangenöl, 2 Tr Limettenöl,
1 Tr Thymianöl

Gemüse putzen und klein schneiden, Kartoffeln in dünne Scheiben schneiden. Den Sauerrahm mit den Ölen und dem Ei vermischen und salzen. Eine feuerfeste Form ausbuttern, eine Schicht Kartoffeln auf dem Boden auslegen. Pfeffern, Käse einstreuen und eine Schicht Gemüse auflegen. Abwechselnd Kartoffeln, Käse und Gemüse einfüllen. Mit dem Sauerrahm übergießen und bei 180 °C im Rohr backen.

Öle für Gegrilltes

Mit ätherischen Ölen können Sie fantastische Würzöle für Ihr Grillgut zubereiten. Einfach alle angegebenen Öle zusammenmischen, salzen und mit dem Stabmixer emulgieren. Auch frische Kräuter lassen sich hervorragend einarbeiten.

Mediterran (Fisch, jede Art von Fleisch und Gemüse)

3 EL Olivenöl, 2 Tr Lavendelöl, 3 Tr Rosmarinöl, 1 Tr Thymianöl,
1 Tr Origanumöl, 1 Knoblauchzehe

Italienische Mischung (Fisch, jede Art von Fleisch und Gemüse)

3 EL Olivenöl, 3 Tr Basilikumöl, 1 Tr Rosmarinöl, 1 Tr Zitronenöl,
1 Tr Orangenöl

Griechische Mischung
3 EL Olivenöl, 1 Tr Thymianöl, 1 Tr Salbeiöl,
1 Tr Bayöl, 2 Tr Origanumöl, 2 Tr Rosmarinöl, 1 Tr Pfefferöl

Beizöl für Wild
3 EL Weizenkeimöl, 2 Tr Wacholderöl, 1 Tr Nelkenöl,
2 Tr Orangenöl, 2 Tr Pfefferöl, 1 Tr Thymianöl

Vollwertgerichte, Müsli

Grünkernlaibchen
1 kleine Zwiebel, 1 Knoblauchzehe, 1 Karotte, 1 dag Butter,
10 dag grob geschroteter Grünkern, 100 ml Gemüsebrühe,
1 EL Haferflocken, 1 Ei, 5 dag Topfen, 1 EL Olivenöl, 2 Tr Thymianöl,
1 Tr Basilikumöl, 1 Tr Pfefferöl, 2 Tr Neroliöl,
edelsüßer Paprika, Salz, Petersilie, Öl zum Herausbraten
Zwiebel und Knoblauch schneiden, Karotte raspeln, alles in einer Pfanne andünsten. Grünkern in die kochende Gemüsebrühe einstreuen und aufquellen lassen. Den Topfen mit den Ölen, dem Ei, Paprika und Salz vermischen und mit dem angedünsteten Gemüse in den Grünkern einrühren. Gehackte Petersilie dazugeben und mit nassen Händen kleine Laibchen formen. Im heißen Öl unter mehrmaligem Wenden ca. acht Minuten herausbacken.

Gefüllte Zucchini
2 mittlere Zucchini, 3 Scheiben Vollkornbrot, 2 EL geriebener
Hartkäse, 1 EL Olivenöl, 1 Tr Rosmarinöl, 1 Tr Majoranöl,
1 Tr Origanumöl, 1 Tr Salbeiöl, 1 Tr Ingweröl,
1 Knoblauchzehe, Salz, Butter
Zucchini im Dampf zehn Minuten blanchieren. Halbieren und mit einem Löffel etwas Fruchtfleisch aushöhlen. Das Backrohr auf 160 °C vorheizen. Brotscheiben zerkrümeln, mit den Ölen, dem Fruchtfleisch, gepresstem Knoblauch und 1 EL Käse vermischen. Die Masse in die ausgehöhlten Zucchinihälften füllen, diese in eine ausgebutterte feuerfeste Form geben,

mit Butterflöckchen belegen und 15 Minuten backen. Den restlichen Käse darüber streuen und fünf bis zehn Minuten fertig backen.

Joghurtmischungen für Müsli

Rosenjoghurt

1/4 l Joghurt, 1 EL Honig, 2 Tr Rosenöl
In diesem Joghurt schmecken geröstete Mandeln hervorragend.

Zitrusjoghurt

1/4 l Joghurt, 1 EL Rohrzucker, 1 Tr Zitronenöl,
2 Tr Mandarinenöl, 1 Tr Orangenöl

Limettenmilch

1/4 l kalte Milch, 1 EL Honig, 3 Tr Limettenöl
Honig und Limettenöl verrühren und in der Milch auflösen.

Zimtmilch mit Ylang

1/4 l Milch, 1 EL Honig, 1 Tr Ylang-Ylang-Öl, 1 Tr Milch
Honig und Öle verrühren und in der Milch auflösen.

Desserts und Getränke

Apfelkücherl mit Vanillesauce

5 dag weiche Butter, 1 Tr Zimtöl, 1 Tr Nelkenöl, 5 dag Zucker,
1/2 Packerl Vanillezucker, 2 Eier, 1 Eiweiß, 12 dag Mehl, 2 Äpfel,
1 Packerl Vanillesauce, 1 Eidotter, 2 Tr Zitronenöl
Die Butter mit den Ölen vermischen und die Eidotter mit Zucker einrühren. Schnee schlagen. Die Äpfel reißen und in den Teig einarbeiten. Das Mehl und den Schnee einheben. Entweder im Waffeleisen oder in einer Pfanne mit Butter löffelweise herausbacken. Vanillesauce nach Angaben auf der Packung zubereiten. Nachdem sie vom Feuer genommen ist, das Öl und den Eidotter einrühren. Die Apfelkücherl mit der Vanillesauce servieren.

Früchtereis

6 dag Reis (Rundkorn), 1/4 l Milch, 2 Tr Zimtöl, 2 Tr Orangenöl,
1 Tr Limettenöl, 1 Tr Rosenöl, 1 Prise Salz, 2 dag Zucker,
1/8 l Schlagobers, 1 Dotter, 2 dag Zucker, 1 Packerl Vanillezucker,
3 Blatt Gelatine, 20 dag gemischtes Kompott (Dose)

Den Reis abschwemmen und in der Milch mit dem Zucker weich kochen. Kurz vor dem Garwerden die Öle hinzufügen. Vom Feuer nehmen und auskühlen lassen. Das Obers mit dem Zucker und den Dottern cremig schlagen, die Gelatine einarbeiten. Die Früchte gut abtropfen, mit der Creme und dem Reis vermischen. Die Masse in Formen füllen und auf Eis stellen (ca. drei Stunden). Den fertigen Früchtereis stürzen und mit Fruchtsauce und frischen Früchten garnieren.

Pfeffernüsse (Weihnachtsbäckerei)

25 dag Zucker, 1 ganzes Ei, 2 Dotter, 1 Messerspitze Pottasche,
1 EL Rum, 3 Tr Zitronenöl, 3 Tr Zimtöl, 2 Tr Nelkenöl,
2 Tr Pfefferöl, 25 dag Mehl

Den Zucker mit den Dottern und dem Ei schaumig rühren. Die Pottasche in Rum auflösen und mit den Ölen dazugeben. Zuletzt das Mehl einarbeiten. Den Teig fingerdick auswalken und im Rohr bei 130 °C langsam backen.

Getränke (für 4 Personen) kalt und warm

Pfefferminz-Cocktail

1 Tr Limettenöl, 2 Tr Pfefferminzöl, 1 EL Honig,
3/4 l Apfelsaft, 1/4 l Mineralwasser

Die Öle im Honig auflösen und mit Apfelsaft auffüllen. In Gläser verteilen und mit Mineral aufspritzen.

Bananenmilch

3/4 l Milch, 3 EL Honig, 2 Tr Zimtöl
2 Tr Ylang-Ylang-Öl, 2 Bananen

Öle in Honig auflösen, mit der Milch und den Bananen pürieren (Stabmixer).

Eistee
1 l schwarzer Tee, kalt, 3 EL Honig,
Saft von einer Zitrone, 1 Tr Bergamotteöl, 2 Tr Neroliöl,
2 Tr Orangenöl, 2 Tr Mandarinenöl
Öle in Honig auflösen, Zitronensaft dazu und in den Tee geben. Für einige Stunden kühl stellen.

Flip „Sommertraum"
1 l Holundersaft, Saft von einer 1/2 Zitrone,
1 EL Honig, 2 Tr Rosenöl
Öl in Honig auflösen, Zitronensaft dazugeben, mit Holundersaft auffüllen. Mit Eiswürfeln servieren, in denen Holunderblüten und Rosenblätter eingefroren sind.

Heißer Fruchtpunsch
1/2 l Apfelsaft, 1/2 l Ribiselsaft, Saft von einer Zitrone,
1 EL Honig, 2 Tr Bergamotteöl, 2 Tr Orangenöl, 1 Tr Nelkenöl
Öle in Honig auflösen, Zitronensaft dazugeben, mit dem erhitzen Apfel- und Ribiselsaft auffüllen. Eventuell nachsüßen.

Heiße Adventschokolade
1 l heiße Schokolade, kräftig eingekocht, 75 ml Cognac,
1 Tr Mandarinenöl, 1 Tr Nelkenöl, 1 Tr Zimtöl, geschlagenes Obers
Die Öle im Cognac auflösen, der heißen Schokolade zugeben. Mit Obershauberl servieren.

Sirupe

Ätherische Öle sind eine fantastische Grundlage für Sirups, die lange haltbar sind und eine gute Grundlage für die rasche Zubereitung von Getränken abgeben.

Limettensirup
5 EL Honig, 30 Tr Limettenöl

Zitrussirup
5 EL Honig, 10 Tr Mandarinenöl, 10 Tr Orangenöl,
5 Tr Bergamotteöl, 5 Tr Zitronenöl
Öle in Honig auflösen, im Kühlschrank aufbewahren. Fügen Sie Ihrem Mineralwasser, Ihrem Tee oder Säften einen Kaffeelöffel dieser Essenz bei.

Wie Sie sehen, mit ätherischen Ölen zu kochen ist keine Hexerei. Sie werden sicher bald zu experimentieren beginnen. Die Welt der Öle ist groß und vielfältig, so wie die Geschmäcker unserer Nahrungsmittel.
Versuchen Sie einmal, daran zu denken, mit welcher Jahreszeit, welcher Stimmung Sie ein Gericht verbinden, und greifen Sie dann zu einem Öl, das diese Stimmung für Sie am besten interpretiert. Sie werden mit Ihrer Wahl nie falsch liegen, auch wenn es sich im ersten Moment ungewöhnlich anfühlt. Dosieren Sie vorsichtig, zum Testen können Sie auch mit einem hölzernen Stäbchen (Zahnstocher) Öl aufsaugen und diesen Zahnstocher kurz mitkochen. Das ergibt eine geringere Menge als einen Tropfen.
Bald werden Sie sehen, wie Ihr Griff zum Ölfläschchen zur lieb gewonnenen Selbstverständlichkeit wird und Ihrer Küche die persönliche Note verleiht.

Im Haushalt

Im Haushalt

Mit ätherischen Ölen kann man auch im Haushalt wunderbare Erfolge erzielen.

Maleranstrich
Hält Schimmelpilz und Insekten fern.
In einen Kübel (ca. 10 kg) Farbe geben Sie 20 Tr Lavendelöl, 20 Tr Geraniumöl.

Möbelpolitur
Mischen Sie 50 ml Jojobaöl mit 15 Tr Orangenöl.

Geschirrspülmittel
In 200 ml Shampoogrundlage mischen Sie 10 Tr Zitronenöl,
5 Tr Kamillenöl blau.
Gut mischen und 200 ml Wasser beimengen.

Seifenspender
Geben Sie in 200 ml Shampoogrundlage 8 Tr Rosenholzöl, 4 Tr Geraniumöl.

Aufwischwasser
Zum Reinigen von Fußboden und Möbeln gebe Sie einige Tropfen
Lavendelöl, Zitronenöl oder Thymianöl ins Wasser.
Das riecht gut und ist zugleich desinfizierend.

Wäschepflege

Ätherische Öle sind keine fetten Öle und verursachen daher keine Flecken.

Im Wäschetrockner
Nach dem Schleudern 5 Tr ätherisches Öl nach Wahl auf eines der
Wäschestücke träufeln (am besten auf einen Waschlappen oder ein
Geschirrtuch) und mit in den Trockner geben.

Im Bügeleisen
2-3 Tr ätherisches Öl nach Wahl dem Wasser des Dampf-
bügeleisens beigeben. Das verleiht der Wäsche einen herrlichen Duft.

Mottenschutz
Um die Motten und anderes Ungeziefer vom Kleiderschrank fern zu halten, fertigt man am besten ein Duftkissen an, das man zwischen die Wäsche legt. Man kann jedoch auch Wattepads mit den ätherischen Ölen tränken.

Lavendelduftkissen
Füllen Sie ein Stoffsäckchen mit Lavendelblüten und beträufeln Sie diese mit 5 Tr Zedernholzöl, 5 Tr Zypressenöl.
Wenn der Duft nachlässt, wiederholen Sie die Behandlung mit den ätherischen Ölen.

Wattepads gegen Motten
Beträufeln Sie die Wattepads mit 2 Tr Zedernholzöl, 2 Tr Lavendelöl.
Die Wattepads im Kleiderkasten verteilen und alle zwei Wochen neu beträufeln.

Insektenbekämpfung aus der Duftlampe
5 Tr Nelkenöl, 5 Tr Geraniumöl, 5 Tr Lavendelöl, 5 Tr Zedernholzöl

Ameisenabwehr
Ameisen können sehr lästig sein. Da die Bekämpfung mit synthetischen Produkten nicht nur für die Umwelt schädlich ist, sondern auch eine Gefahr für Kinder und Haustiere darstellt, empfiehlt es sich, diese unangenehmen Hausbewohner mit ätherischen Ölen zu vertreiben. Nehmen Sie 250 ml Alkohol (Weingeist) und mischen Sie folgende ätherische Öle hinzu:
20 Tr Pfefferminzöl, 20 Tr Lavendelöl
Die fertige Mischung mit 250 ml Wasser verdünnen. Füllen Sie diese Zusammensetzung in eine Sprühflasche und besprühen Sie mit dieser Lösung die Ameisenstraße. Dieser Vorgang kann beliebig oft wiederholt werden, die Mischung sollte jedoch vor jeder Anwendung aufgeschüttelt werden.

Tierpflege

Da ätherische Öle in geringer Dosierung vollkommen ungiftig sind, kann man sie auch als Alternative in der Tierpflege verwenden. Aber denken Sie bitte daran, dass die Nase Ihres Haustieres viel sensibler ist als Ihre und dosieren Sie entsprechend vorsichtig.

Zecken

Zecken lassen sich sehr leicht mit Teebaumöl, Lavendelöl oder Thymianöl entfernen. Geben Sie 1 Tr unverdünntes Öl auf den Zeck und drehen Sie ihn gegen den Urzeigersinn heraus.

Wundbehandlung

Hunden und Katzen, die unter juckenden Ekzemen, Wunden oder Geschwüren leiden, bringt das folgende Öl zum Einreiben Erleichterung und sogar Heilung. Ein Nebeneffekt ist, dass die Tiere weniger von Zecken und Flöhen befallen werden:
5 Tr Lavendelöl, 5 Tr Teebaumöl
Reiben Sie die betroffenen Stellen dreimal täglich mit dieser Mischung ein, bis die Wunden abgeheilt sind. Sollte die Mischung pur zu stark sein, geben Sie 1 EL Pflanzenöl (z. B. Olivenöl) dazu, um die Konzentration zu verringern.

Teebaumöl gegen Hautprobleme

Besonders in der Tierpflege ist Teebaumöl sehr hilfreich, ein Allheilmittel bei Entzündungen, Zecken, Ekzemen, Hautpilz und juckenden Stellen. Am wirkungsvollsten ist es immer, wenn das Teebaumöl direkt auf die betroffene Stelle aufgetragen wird, doch Vorsicht, denn der Geruch lässt Ihr zahmes Haustier sofort ausbüchsen! Der Geruch ist schon für uns sehr streng, doch für die empfindliche Nase eines Tieres noch viel heftiger. Zur Erleichterung kann man es mit 1 EL Pflanzenöl (z. B. Olivenöl) verdünnen.

Pflanzenpflege

Auch der Ungezieferbefall Ihrer Zimmerpflanzen lässt sich mit ätherischen Ölen behandeln.
Ameisen und Blattläuse vertreiben Sie mit folgender Mischung:
100 ml Alkohol (Weingeist), 15 Tr Lavendelöl,
15 Tr Teebaumöl, 5 Tr Thymianöl
Zu diesem Ansatz geben Sie 400 ml Wasser und füllen die gesamte Mischung in eine Sprühflasche. Damit besprühen Sie die Pflanzen zwei bis drei Mal täglich. Vor Gebrauch die Mischung immer gut aufschütteln.

Krankheiten und Anwendungen

Abszess: Kamille, Geranium, Lavendel, Citronella, Bohnenkraut, Nelke, Thymian

Abwehrkraft steigernd: Lavendel, Citronella, Bergamotte, Eukalyptus, Zimt, Teebaum, Cajeput, Salbei

Akne: Bergamotte, Cajeput, Teebaum, Eukalyptus, Kamille, Wacholder, Sandelholz

Allergie: Kamille, Lavendel, Geranium, Cajeput, Rose

Albträume: Kamille, Lavendel, Sandelholz, Neroli, Petitgrain, Weihrauch

Alterserscheinungen: Bohnenkraut, Majoran, Origanum, Rosmarin, Thymian

Analfistel: Lavendel, Pfefferminze

Angstzustände: Geranium, Kamille, Lavendel, Melisse, Basilikum, Salbei, Muskat, Jasmin, Patchouli, Ylang-Ylang

Ansteckungsgefahr (in Grippezeiten): Eukalyptus, Cajeput, Teebaum, Thymian, Wacholder

Antidepressivum: Bergamotte, Geranium, Jasmin, Patchouli, Rose, Rosenholz, Sandelholz, Ylang-Ylang

Antriebslosigkeit: Wacholder, Rosmarin, Bohnenkraut, Citronella, Thymian, Bergamotte, Salbei, Muskatnuss

Aphrodisierend: Geranium, Jasmin, Muskat, Patchouli, Rose, Rosenholz, Sandelholz, Ylang-Ylang

Appetitlosigkeit: Orange, Citronella, Bergamotte, Majoran, Anis, Muskatnuss, Origanum, Pfeffer, Salbei, Zitrone

Arteriosklerose: Melisse, Wacholder, Rosmarin, Zitrone, Majoran

Asthma: Lavendel, Eukalyptus, Cajeput, Niaouli, Pfefferminze, Thymian, Rosmarin, Melisse, Anis, Fichtennadel, Majoran, Wacholder, Zitrone

Aufregung: Rose, Rosenholz, Sandelholz, Weihrauch, Geranium

Augenerkrankung: Kamille, Bergamotte, Sandelholz, Geranium, Rose

Ausfluss: Bergamotte, Lavendel, Cajeput, Patchouli, Rose, Sandelholz

Bauchkrämpfe: Kamille, Anis, Lavendel, Majoran, Melisse

Beruhigend: Lavendel, Melisse, Geranium, Mandarine, Basilikum, Kamille, Patchouli, Ylang-Ylang, Bergamotte

Blähungen: Pfefferminze, Anis, Majoran, Ingwer, Origanum, Bergamotte, Kamille, Thymian, Bohnenkraut, Fenchel

Blasenentzündung: Lavendel, Wacholder, Kamille, Eukalyptus, Sandelholz, Cajeput, Fenchel, Fichtennadel, Pfefferminze, Thymian, Zimt

Blutarmut: Kamille, Thymian, Zitrone

Blutdruck hoch: Majoran, Ylang-Ylang, Basilikum, Melisse, Neroli, Lavendel

Blutdruck niedrig: Rosmarin, Thymian, Salbei, Pfefferminze

Blutreinigend: Wacholder, Zitrone

Blutungen: Eukalyptus, Geranium, Rose, Zitrone

Brandverletzungen: Teebaum, Lavendel, Rosmarin, Cajeput, Eukalyptus, Kamille, Salbei

Brechreiz: Zitrone, Pfefferminze, Melisse, Basilikum, Anis, Fenchel

Bronchitis: Basilikum, Thymian, Eukalyptus, Lavendel, Pfefferminze, Latschenkiefer, Teebaum, Anis, Cajeput, Salbei, Weihrauch

Brustentzündung (Brustwarzen): Kamille, Geranium, Rose

Bruststau: Geranium, Pfefferminze

Cholesterinspiegel (zu hoch): Rosmarin, Citronella, Thymian

Couperose (geplatzte Äderchen): Wacholder, Citronella

Darmentzündung: Lavendel, Melisse, Geranium, Ylang-Ylang, Neroli, Sandelholz, Patchouli, Bergamotte, Basilikum, Kamille, Teebaum, Pfefferminze

Depression: Rose, Rosenholz, Ylang-Ylang, Jasmin, Bergamotte, Geranium, Lemongras, Neroli

Desinfektion (Räume): Lavendel, Thymian, Wacholder, Citronella, Eukalyptus, Salbei, Zimt, Nelke, Origanum, Teebaum

Diphterie: Bergamotte, Eukalyptus, Lavendel

Durchblutungsstörungen: Rosmarin, Nelke, Wacholder, Majoran, Thymian, Zimt, Niaouli, Muskatnuss, Pfeffer

Durchfall: Bohnenkraut, Geranium, Orange, Kamille, Lavendel, Pfefferminze, Rosmarin, Sandelholz, Zimt, Eukalyptus, Wacholder, Zitrone, Muskatnuss, Pfeffer

Eifersucht: Ylang-Ylang, Kamille, Jasmin, Baldrian, Geranium

Einsamkeit: Ingwer, Kamille, Fenchel

Ekzem: Lavendel, Kamille, Bergamotte, Geranium, Wacholder, Salbei

Entscheidungsnotstand: Rosmarin, Zitrone, Salbei, Eukalyptus, Lemongras

Entzündungshemmend: Geranium, Kamille, Lavendel, Melisse, Pfefferminze, Teebaum

Epilepsie: Lavendel, Basilikum, Rosmarin

Erkältung, Grippe: Thymian, Zimt, Nelke, Cajeput, Eukalyptus, Salbei, Citronella, Lavendel, Niaouli, Ingwer, Basilikum, Rosmarin, Latschenkiefer, Teebaum

Erschöpfung: Pfefferminze, Rosmarin, Thymian, Cajeput

Falten: Neroli, Rose, Weihrauch

Fettleibigkeit: Bergamotte, Patchouli, Wacholder, Zitrone

Fieber: Lavendel, Teebaum, Zitrone, Melisse, Eukalyptus, Kamille, Pfefferminze, Bergamotte, Basilikum, Rosmarin, Pfeffer

Fieberblasen: Melisse, Bergamotte, Kamille, Citronella, Eukalyptus

Frigidität: Patchouli, Sandelholz, Ylang-Ylang, Nelke, Geranium, Rose, Jasmin

Frostbeulen: Lavendel, Zitrone, Geranium, Kamille, Majoran, Rosmarin, Pfeffer, Rose, Wacholder

Füße (Schmerzen): Pfefferminze, Rosmarin, Lavendel

Fußpilz: Thymian, Eukalyptus, Pfefferminze, Zitrone, Rosmarin, Lavendel

Gallenerkrankung: Rosmarin, Bergamotte, Citronella, Geranium, Kamille, Pfefferminze, Eukalyptus, Fichtennadel

Gastritis: Kamille, Rose, Pfefferminze, Geranium

Gedächtnisschwäche: Orange, Zitrone, Bergamotte, Thymian, Rosmarin, Pfefferminze, Basilikum, Majoran, Eukalyptus, Nelke

Geistige Überarbeitung: Thymian, Basilikum, Bohnenkraut, Rosmarin

Geschwüre: Kamille, Lavendel, Eukalyptus, Bergamotte, Nelke, Bohnenkraut, Cajeput, Niaouli, Patchouli, Rose

Gewebe (festigend): Geranium, Patchouli, Pfefferminze, Sandelholz, Rosmarin, Wacholder

Gewebeschwäche: Orange, Grapefruit, Zypresse, Zitrone, Wacholder

Gicht: Wacholder, Rosmarin, Thymian, Basilikum, Zimt, Fenchel, Fichtennadel

Grippe: Teebaum, Eukalyptus, Pfefferminze, Cajeput, Fenchel, Fichtennadel, Lavendel, Melisse, Rosmarin, Salbei, Thymian, Zimt, Zitrone

Gürtelrose: Pfefferminze, Melisse, Lavendel, Geranium, Eukalyptus, Teebaum, Cajeput

Haarausfall: Rosmarin, Eukalyptus, Salbei, Basilikum, Thymian

Haar (fett): Citronella, Zitrone, Melisse, Lavendel, Bergamotte, Wacholder, Geranium

Haar (trocken): Ylang-Ylang

Haar (dunkel): Rosmarin, Geranium, Rosenholz

Haar (hell): Kamille, Citronella, Zitrone

Haar (geschädigt): Rosenholz, Geranium, Sandelholz, Lavendel, Orange

Haarschuppen: Eukalyptus, Rosmarin, Kamille, Lavendel, Melisse

Halsentzündung: Sandelholz, Zitrone, Thymian, Eukalyptus, Cajeput, Salbei, Geranium, Melisse, Ingwer

Hämorrhoiden: Kamille, Wacholder, Lavendel, Zypresse

Harntreibend: Lavendel, Salbei, Wacholder, Sandelholz, Rosmarin, Geranium

Hautprobleme: Lavendel, Eukalyptus, Kamille, Wacholder, Bergamotte, Sandelholz, Pfefferminze

Herzbeschwerden: Melisse, Lavendel, Neroli, Geranium, Anis, Majoran, Ylang-Ylang, Pfefferminze, Rose, Jasmin

Heuschnupfen: Kamille, Orange, Lavendel, Fichtennadel, Cajeput, Eukalyptus, Pfefferminze, Salbei, Teebaum, Zypresse

Hexenschuss: Pfefferminze, Pfeffer

Husten: Basilikum, Eukalyptus, Pfefferminze, Sandelholz, Wacholder, Niaouli, Cajeput, Fichtennadel, Latschenkiefer, Pfeffer, Zimt, Zypresse

Hysterie: Basilikum, Lavendel, Jasmin, Mandarine, Melisse, Neroli, Orange, Petitgrain, Rose, Rosenholz, Sandelholz, Ylang-Ylang

Immunsystem (stärkend): Melisse, Lavendel, Bergamotte, Cajeput, Eukalyptus, Geranium, Teebaum

Impotenz: Zimt, Sandelholz, Pfeffer, Zypresse, Fichtennadel, Bohnenkraut, Basilikum, Anis

Insektenabwehr: Lavendel, Nelke, Eukalyptus, Salbei, Zypresse

Insektenstiche: Lavendel, Zitrone, Melisse, Basilikum, Majoran, Bohnenkraut, Zimt, Nelke, Salbei, Teebaum

Ischias: Lavendel, Kamille

Juckreiz: Kamille, Lavendel, Pfefferminze, Bergamotte, Zitrone, Sandelholz, Niaouli, Cajeput

Kater (nach übermäßigem Alkoholkonsum): Pfefferminze, Eukalyptus, Zitrone

Kehlkopfentzündung: Salbei, Sandelholz, Thymian, Citronella, Cajeput, Lavendel

Konzentrationsschwäche: Lemongras, Teebaum, Salbei, Rosmarin, Pfefferminze, Eukalyptus, Cajeput

Kopfläuse: Rosmarin, Eukalyptus, Geranium, Lavendel, Bohnenkraut, Zimt

Kopfschmerzen: Lavendel, Majoran, Kamille, Rose, Pfefferminze, Eukalyptus, Zitrone

Krampfadern: Wacholder, Zitrone, Bergamotte, Rosmarin, Zypresse

Lebererkrankungen: Kamille, Rosmarin, Wacholder, Geranium, Pfefferminze

Lungenentzündung: Teebaum, Cajeput, Niaouli, Eukalyptus, Fichtennadel, Rosmarin

Lymphdrüsenentzündung, Lymphstau: Zitrone, Zypresse, Salbei, Rosmarin, Teebaum

Magenerkrankungen: Kamille, Geranium, Anis, Ingwer, Basilikum, Bohnenkraut, Melisse, Majoran, Rosmarin, Zimt, Muskatnuss, Nelke, Zitrone, Pfefferminze, Teebaum

Malaria: Eukalyptus, Basilikum, Teebaum

Mandelentzündung: Geranium, Bergamotte, Sandelholz, Salbei, Thymian, Kamille

Masern: Eukalyptus, Kamille, Lavendel, Bergamotte, Teebaum

Migräne: Melisse, Majoran, Eukalyptus, Pfefferminze, Rosmarin

Menstruation (Schmerzen): Kamille, Majoran, Melisse, Pfefferminze, Wacholder, Sandelholz, Geranium, Zypresse, Teebaum, Salbei, Rose, Jasmin

Menstruation (unregelmäßig): Rose, Melisse, Kamille

Menstruation (zu schwach oder fehlend): Lavendel, Majoran, Pfefferminze, Zimt, Zypresse, Wacholder, Origanum, Salbei, Rosmarin, Basilikum

Mottenabwehr (im Kleiderschrank): Zeder, Teebaum, Lavendel, Eukalyptus, Cajeput

Müdigkeit: Wacholder, Geranium, Rosmarin, Thymian, Basilikum, Majoran

Mundgeruch: Pfefferminze, Eukalyptus, Zitrone, Salbei, Basilikum, Teebaum

Mundgeschwüre: Salbei, Melisse, Sandelholz, Teebaum

Mundpilz: Patchouli, Melisse, Lavendel, Eukalyptus

Muskelkater: Pfeffer, Pfefferminze, Lavendel, Rosmarin, Kamille

Muskelverspannung: Wacholder, Rosmarin, Zitrone, Lavendel, Cajeput, Kamille, Pfeffer

Nagelpflege: Citronella

Narben: Neroli, Lavendel, Rosenholz

Nasenbluten: Zitrone, Zypresse, Weihrauch

Nasennebenhöhlenentzündung: Eukalyptus, Lavendel, Nelke, Basilikum, Zitrone, Lemongras, Zitrone, Niaouli, Fichtennadel, Kamille, Pfefferminze, Teebaum

Nebennierenrindenerkrankungen: Geranium, Bohnenkraut, Rosmarin, Salbei

Nervenentzündung, -schmerzen: Kamille, Geranium, Lavendel, Pfefferminze, Rose, Rosmarin

Nervenüberreizung: Lavendel, Lemongras, Zypresse, Ylang-Ylang, Sandelholz, Neroli, Patchouli, Pfefferminze, Jasmin, Mandarine

Neurodermitis: Lavendel, Rose

Nierenerkrankungen: Wacholder, Sandelholz, Geranium, Eukalyptus, Rose, Weihrauch, Zypresse

Niesanfälle: Anis, Fenchel

Ohnmacht: Rosmarin, Pfefferminze, Petitgrain, Neroli, Lavendel

Ohrenentzündung, -schmerzen: Lavendel, Kamille, Pfefferminze, Basilikum, Cajeput, Zitrone

Pessimismus: Ylang-Ylang, Rose, Jasmin, Bergamotte, Zitrone, Orange

Prellungen, Zerrungen: Pfefferminze, Rosmarin, Nelke, Zimt, Salbei, Lavendel

Prostataentzündung: Sandelholz, Wacholder, Zypresse, Fichtennadel

Reiseübelkeit: Pfefferminze, Lavendel

Rheuma: Wacholder, Rosmarin, Eukalyptus, Citronella, Majoran, Kamille, Cajeput, Lavendel, Ingwer, Lemongras, Muskatnuss, Niaouli, Pfeffer, Origanum, Zypresse

Röteln: Eukalyptus, Pfefferminze

Rückenschmerzen: Pfeffer, Pfefferminze, Rosmarin, Lavendel

Scharlach: Eukalyptus, Pfefferminze, Cajeput, Teebaum, Niaouli

Scheidenpilz: Patchouli, Melisse, Lavendel, Eukalyptus, Teebaum

Schilddrüsenüberfunktion: Salbei

Schlaflosigkeit: Melisse, Lavendel, Geranium, Neroli, Majoran, Sandelholz, Ylang-Ylang, Kamille, Jasmin, Orange bitter, Bergamotte, Basilikum, Rose, Rosenholz, Petitgrain, Weihrauch

Schlaganfall: Salbei

Schlangenbiss: Lavendel

Schluckauf: Basilikum, Sandelholz

Schmerzstillend: Pfefferminze, Kamille, Cajeput, Bergamotte, Geranium, Rosmarin

Schnupfen: Teebaum, Eukalyptus, Cajeput, Fichtennadel, Weihrauch

Schwangerschaftserbrechen: Pfefferminze, Lavendel

Schwangerschaftsstreifen: Lavendel, Rosenholz, Neroli

Schweißreduzierend: Zypresse, Salbei

Schwindelanfälle: Lavendel, Pfefferminze, Rosmarin

Sexuelle Übererregtheit: Majoran

Sodbrennen: Pfefferminze, Pfeffer, Zitrone, Sandelholz

Sonnenbrand: Lavendel, Kamille, Teebaum

Sonnenstich: Lavendel, Rose, Pfefferminze

Stimmverlust: Lavendel, Salbei

Stockschnupfen: Kamille, Majoran

Stress: Lavendel, Baldrian, Melisse, Ylang-Ylang, Rose, Neroli

Tripper: Bergamotte, Eukalyptus, Lavendel, Sandelholz, Zitrone, Cajeput

Tuberkulose: Bergamotte, Eukalyptus, Teebaum, Cajeput, Niaouli, Lavendel, Sandelholz, Pfefferminze, Origanum

Typhus: Lavendel, Zitrone, Eukalyptus

Vaginalinfektion: Teebaum, Kamille

Vegetatives Nervensystem (ausgleichend): Basilikum, Lavendel

Vegetatives Nervensystem (stärkend): Melisse, Salbei, Basilikum

Venenentzündung: Zitrone

Verbrennungen: Lavendel, Geranium, Kamille, Eukalyptus

Verdauungsfördernd: Pfefferminze, Basilikum, Anis, Fenchel, Kamille, Majoran, Zitrone, Wacholder, Zimt, Pfeffer

Verstopfung: Majoran, Pfeffer, Fenchel, Wacholder

Warzen: Zitrone, Lavendel, Pfefferminze, Nelke

Wasseransammlung: Geranium, Wacholder, Patchouli

Wechselbeschwerden: Geranium, Kamille, Salbei, Ylang-Ylang

Weiße Blutkörperchen bildend: Zitrone, Lavendel, Thymian

Wetterfühligkeit: Pfefferminze, Melisse, Lavendel

Windpocken: Teebaum, Eukalyptus, Cajeput, Niaouli

Wochenbettdepression: Ylang-Ylang, Sandelholz

Wundheilung: Teebaum, Geranium, Lavendel, Salbei

Würmer: Bohnenkraut, Nelke, Zimt, Anis, Thymian, Bergamotte, Cajeput, Eukalyptus, Melisse, Pfefferminze, Teebaum, Zitrone

Zahnen bei Kindern: Kamille blau

Zahnfleischbluten: Salbei, Kamille, Zitrone

Zahnschmerzen: Nelke, Cajeput, Pfefferminze, Salbei, Lavendel, Kamille, Thymian

Zellulitis: Wacholder, Citronella, Orange, Rosmarin, Lavendel, Geranium

Zuckerkrankheit: Geranium, Wacholder, Citronella, Eukalyptus, Rosmarin

Anhang

D

E

F

G

H

I

J

K

L

M

N

O

P

R

S

T

U

V

W

Y

Z

Ein Buch wie ein Garten

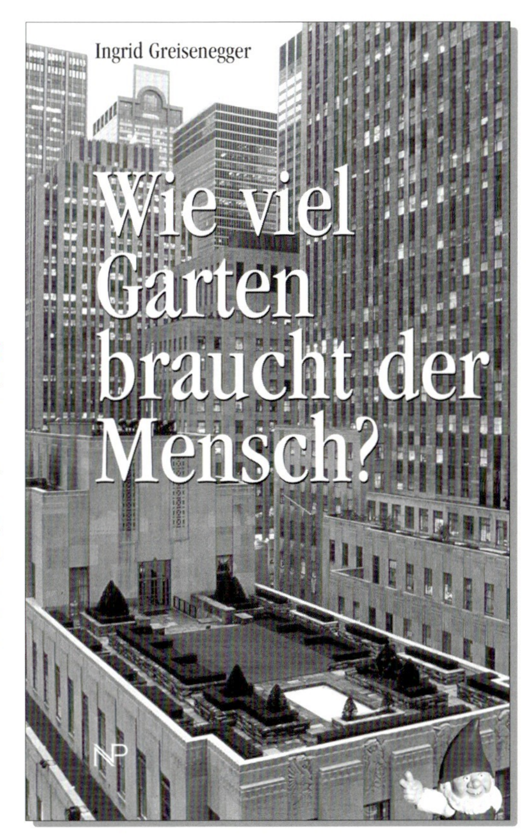

„Wer zum Spaten greift,
um Trost zu finden,
greift nicht zum Revolver.“
WOLFGANG SCHMIDBAUER,
PSYCHOANALYTIKER

Ingrid Greisenegger
Wie viel Garten
braucht der Mensch?

176 Seiten
zahlreiche farbige
Abbildungen
Gebunden mit
Schutzumschlag
€ 21,90 / sFr. 37,90
ISBN 3 85326 110 8

Die vielfach ausgezeichnete ORF-Journalistin
Ingrid Greisenegger hat das ganz andere Gartenbuch
geschrieben. Humorvoll und engagiert
berichtet sie von den vielfältigen und überraschenden Seiten
der Beziehung zwischen Mensch und Pflanze
und gibt Anregungen für ein naturnahes Leben.

www.np-buch.at